GESÜNDER FITTER ROH!

KRISS MICUS

KRISS MICUS

GESÜNDER FITTER Roh!

IN EINEM JAHR ERFOLGREICH ZU VEGANER ROHKOST

Eden BOOKS

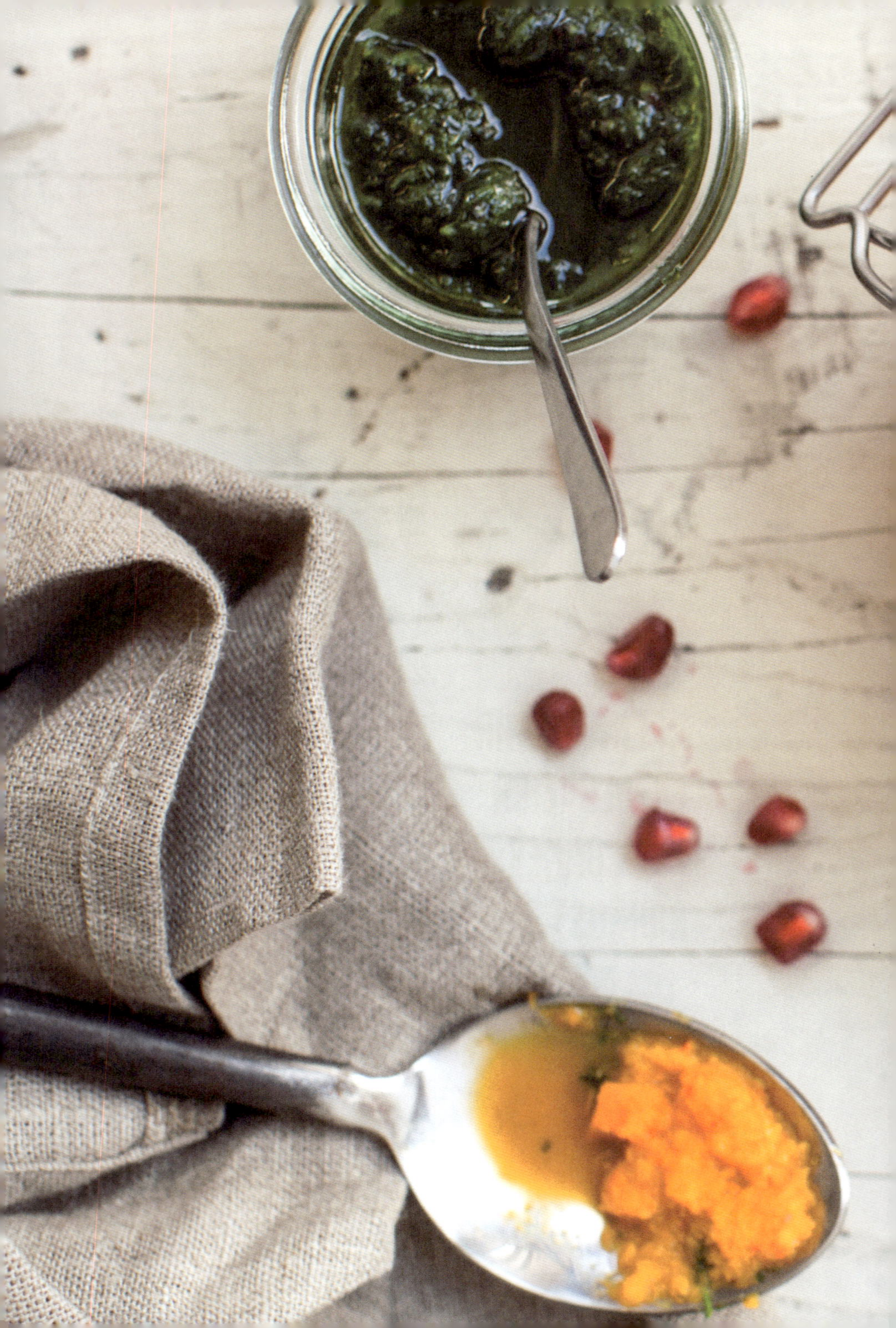

Inhalt

Eine Ernährungsform sollte kein Dogma sein 7

Wie ich zur Rohkost kam 10

Tipps für Rohkost-Einsteiger 28

Aller Anfang ist schwer 32

Rohkost ist schlecht! 43

Aufhören oder weitermachen? 56

Du bist so fit, wie du isst 65

Das kann Rohkost 80

Die Erleuchtung? 82

Rohkost 2.0 94

Mineralien, Enzyme, Fette: Was Rohkost alles kann! 105

Get the Party started! 123

Fragen über Fragen: Was ist mit Nahrungsergänzungsmitteln? 138

Rohkost on the Road & @ Work 149

The Show must go on! 161

Literaturverzeichnis 170

Impressum 176

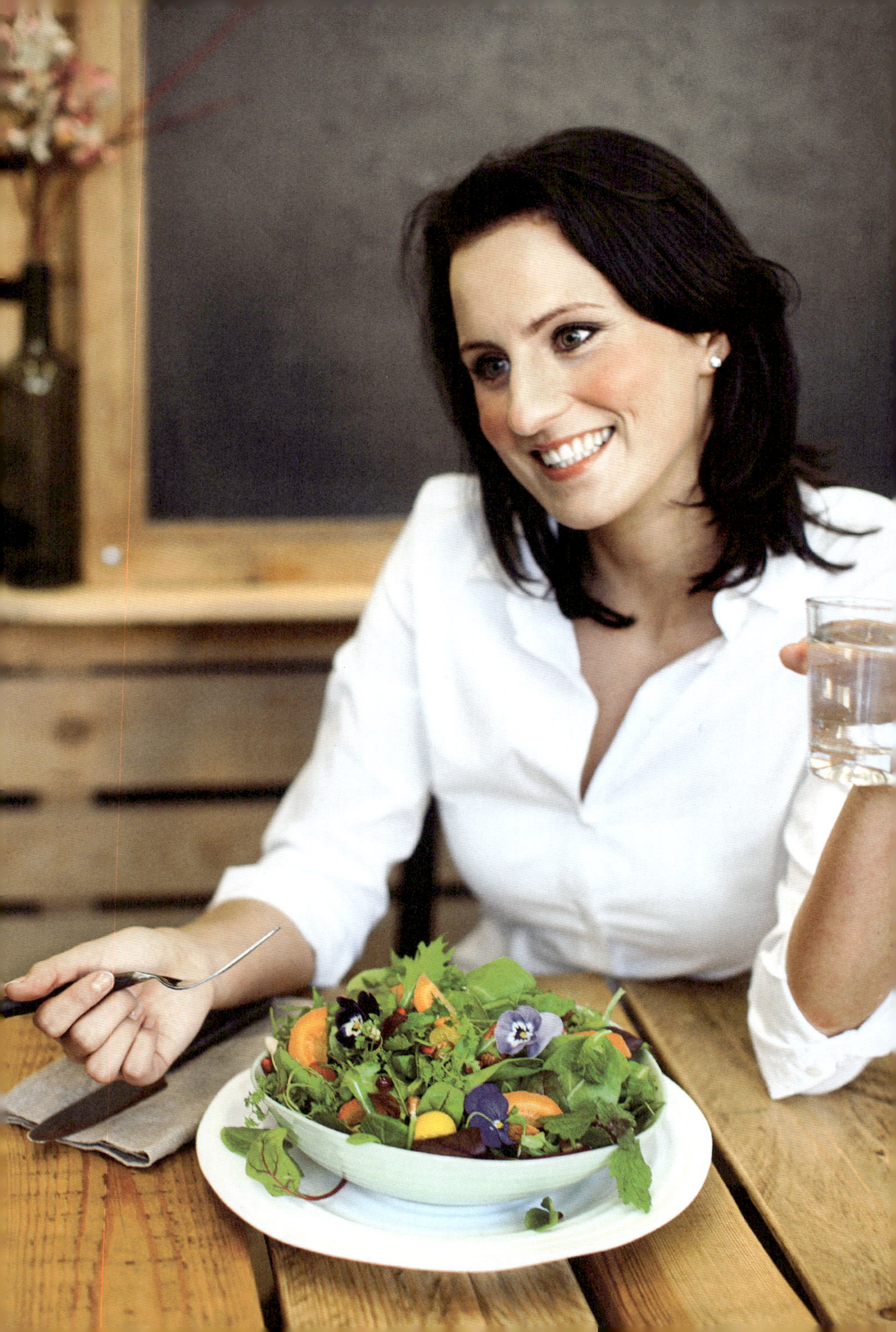

Eine Ernährungsform sollte kein Dogma sein

Stefan ist groß, drahtig und hat ein sehr sympathisches, etwas entrücktes Lächeln. Ich treffe ihn an einem sonnigen Frühlingsmorgen im April 2008 im spanischen Malaga. Er steht zwischen üppig gewachsenen Tomatenstauden und drallen Kohlköpfen und zieht geduldig Karotten aus der Erde.

Stefan lebt seit vielen Jahren in Spanien und arbeitet als Koch in einem kleinen Bio-Berghotel. Meine Mutter arbeitet an einer Reportage darüber. Sie ist Journalistin und Buchautorin und führt Interviews in der ganzen Welt – diesmal in Malaga. Weil sie mich für drei Tage vom Unistress in Bayreuth erlösen wollte, hat sie mir ein Flugticket nach Andalusien geschenkt. Ein Wochenende am Mittelmeer. Wunderbar!

Jetzt stehe ich mit ihr im weitläufigen Hotelgarten und Stefan erzählt uns mit vor Begeisterung blitzenden Augen, dass er Rohköstler sei. Er spricht ruhig, bedächtig, überlegt sich jedes Wort ganz genau. Fast schon liebevoll legt er die geernteten Möhren in einen Weidenkorb und schlendert damit hinüber zur Terrasse seines nahe gelegenen kleinen Häuschens. Er zieht zwei Stühle für uns heran, setzt sich auf eine Bank und erzählt. Dass er seit Jahren Rohköstler sei und dies in seinen Augen die einzig gesunde Ernährungsform. Er isst morgens, mittags und abends Salat, Gemüse und Obst, sortiert nach Farben, immer in einer bestimmten Reihenfolge. »Und nichts anderes?«, frage ich ungläubig dazwischen. Er lächelt mich jetzt freundlich an und sagt in mildem Tonfall: »Was denn Kriss? Etwa Brot? Niemals. Brot ist tot!«

Ich werde neugierig. Wie hält er das denn durch? Wie viel Disziplin und Überzeugung müssen in ihm stecken? Ich bin fasziniert. Es ist das erste Mal, dass ich einen Rohköstler treffe.

EINE PIZZA ALS TRENNUNGSGRUND

Und während Stefan jetzt herzhaft in eine Möhre beißt, erzählt er uns auch, dass es ihm gerade nicht gut gehe. Er habe sich von seiner Freundin getrennt, nach drei glücklichen gemeinsamen Jahren. Bei einem Strandspaziergang habe es einen heftigen Streit gegeben. Plötzlich sei sie in die nächste Strandbar gegangen und habe sich eine Pizza bestellt. Als er das Wort Pizza ausspricht, schließt er die Augen. Getroffen von der Vorstellung an Essen, das er niemals mehr herunterbekäme, weil es in seinen Augen viel zu ungesund ist. Aber auch von der Missachtung seiner Freundin, die seine Grundsätze Bissen für Bissen verraten hat. Angeblich genüsslich. Für Stefan war das zu viel an Aggression. Es hat danach einen schlimmen Streit gegeben. Jetzt ist sie weg und er ist einsam.

»Sie wollte mich damit verletzen, oder?«, will er wissen und sieht meine Mutter fragend an. Die nickt mitfühlend, ergreift tröstend seine Hand. »Ich glaube, sie hatte einfach nur Lust auf Pizza. Geben Sie ihr noch eine Chance!«, meint sie leise und Stefans Augen flackern hoffnungsvoll.

MACHT SALAT INTOLERANT?

Meine Mutter liebt Menschen und ihre Geschichten und hört immer zu. Geduldig und einfühlsam. Sie versteht jeden und alles. Natürlich auch Stefan, der sich angegriffen fühlt, weil seine Freundin »einfach eine Pizza gegessen« und damit sich selbst geschadet und die gemeinsamen Ziele verraten hat. Ich bin ratlos! Für mich ist das alles fremd. »Verändert man sich immer so, wenn man nur auf Salatblättern herumkaut?«, dachte ich damals.

Ich ahne nicht, dass Stefan in Wirklichkeit ein echter Trendsetter ist, ein Avantgardist der Ernährungsbewussten. Gut, beim Thema Pizza hat er mit seinem Enthusiasmus über das Ziel hinausgeschossen. Etwas Toleranz wäre besser gewesen. Eine Ernährungsform sollte kein Dogma sein. Aber wir schrieben das Jahr 2008 und Stefan hat damals schon auf die heilende Kraft von Frischkost vertraut, zu einer Zeit, als »raw« und »roh« in Amerika, Deutschland und dem Rest der Welt höchstens ein paar Tausend Fürsprecher hatte. Rohkost war eine absolute Nischenernährung.

ROHKÖSTLER WERDEN NICHT IMMER VERSTANDEN

Ich denke in letzter Zeit oft an Stefan. Immer dann, wenn ich mit meiner Ernährungsform auf Unverständnis stoße. Oder ich gar anecke, wenn ich sage, dass ich Rohköstlerin bin und »Brot tot und ohne Nährstoffe« ist. Dann sehe ich ihn im Kohlfeld stehen: schlank, gesund, mit dicken braunen Locken, samtweicher, faltenfreier Haut und lebendigen, wachen Augen. Ich hätte nie gedacht, dass er damals bereits 55 Jahre alt war, er sah aus wie Mitte dreißig. Ich denke dann daran, dass ich auch einmal etwas irritiert auf sein klares Ja zur Rohkost und dessen Folgen reagiert habe. Doch dies geschah nur aus Unwissenheit.

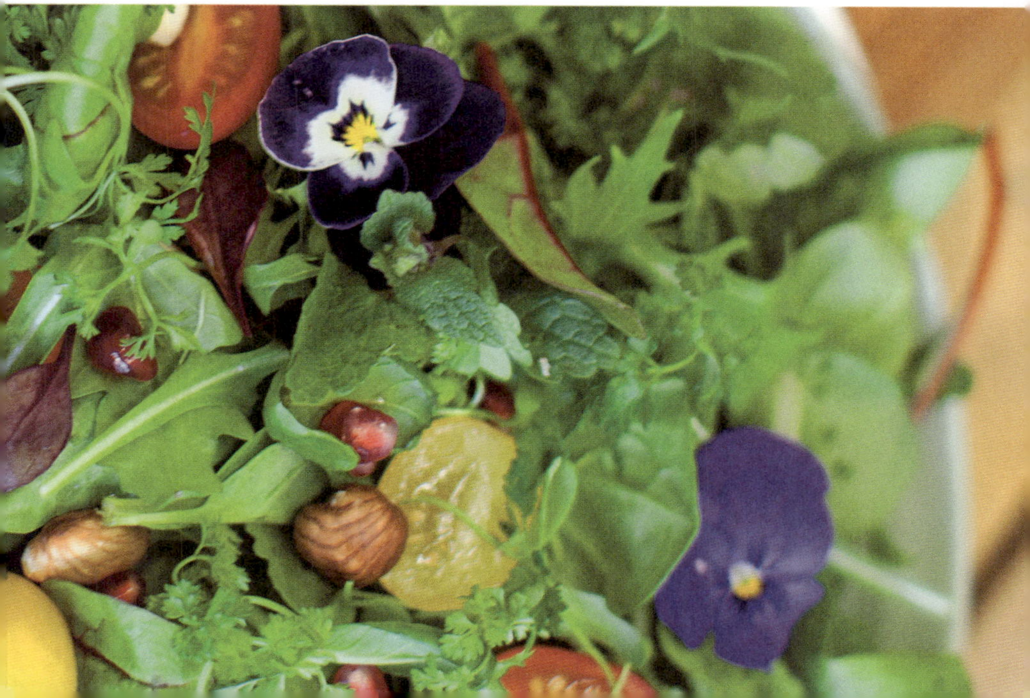

Wie ich zur Rohkost kam …

»Nehmen Sie jeden Morgen eine Tablette ein und Sie werden sich bald besser fühlen«, sagt mein Hausarzt mit dem sinnigen Namen Dr. Heiter, ohne mich anzusehen, und kritzelt schnell etwas auf seinen Rezeptblock.

»Was schreiben Sie mir denn auf?«, frage ich irritiert. Er weiß doch, dass ich nur in absoluten Notfällen zu Tabletten greife.

»Oh, das ist nur L-Thyroxin. Ein Schilddrüsenmedikament. Sie leiden unter einer Schilddrüsenunterfunktion. Ich verschreibe Ihnen sicherheitshalber das höherdosierte Medikament, 150 Milligramm, und in drei Monaten kommen Sie bitte zu einem Kontrolltermin.«

Dr. Heiter steht jetzt auf, murmelt ein mechanisches »Auf Wiedersehen« und drückt mir das Rezept in die Hand. Ich bin alles andere als heiter, als ich in den gläsernen Praxisflur hinaustrete. Ich und Tabletten, das passt nicht zusammen.

»Fleisch gab es in meiner Kindheit höchstens im Restaurant.«

Sekunden später stehe ich an diesem kalten Januarnachmittag auf der Straße und fühle mich wirklich mitgenommen. Wieso bin ausgerechnet ich jetzt krank? Ich, die sich doch immer ach so gesund ernährt, die noch nie geraucht hat, keinerlei Alkohol trinkt und deren einziges Laster darin besteht, ab und zu eine Tüte Gummibärchen zu vernaschen. Aber ich denke, dass mein Organismus ein solches wöchentliches Ernährungsverbrechen verkraften sollte. Offenbar nicht! Denn jetzt habe ausgerechnet ich, die das Thema gesunde Ernährung seit vielen Jahren wie ein Transparent vor sich her trägt,

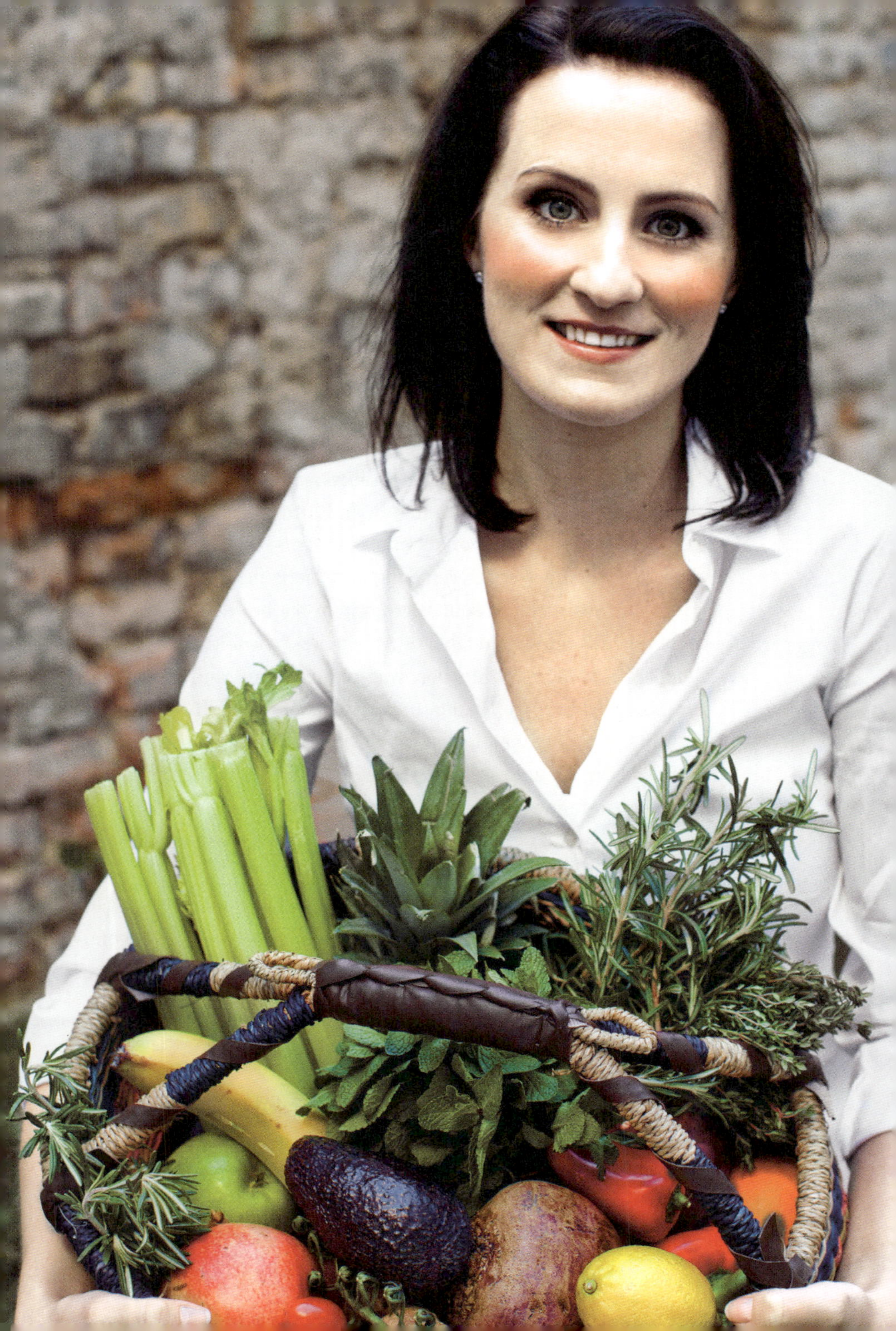

eine dieser teuflischen Zivilisationskrankheiten, die nachweislich auf einen ungesunden Lebensstil zurückzuführen sind und die sich rasant ausbreiten. Mit meinem Handy recherchiere ich, dass mittlerweile jeder dritte Deutsche an einer krankhaften Veränderung der Schilddrüse leidet und Frauen viermal häufiger erkranken als Männer. Das darf doch alles nicht wahr sein!

FÜR VIELE IST ESSEN NUR NOCH KURZER GENUSS

Während ich mich auf den Weg zur nächsten Apotheke mache, mustere ich die Menschen, die mir entgegenkommen. Sie sind zum großen Teil übergewichtig. Viele haben eine ungesunde Hautfarbe. Ein Mann raucht. Sein Kopf leuchtet feuerrot wie eine Warnboje. Ich möchte wetten, dass er an zu hohem Blutdruck leidet. Ein Junge saugt gierig an einer Limonadenflasche. Er ist allerhöchstens acht Jahre alt. Die Eltern spazieren entspannt nebenher.

Ich kann es nicht fassen. Wie können sie bei dem Zuckerzeug wegsehen? Es sind ungefähr 18 Stückchen Würfelzucker, die der Kleine mit wenigen Schlucken wegschlürft. Und aus einem Café kommen zwei mollige Frauen und teilen sich fröhlich schnatternd eine Tüte Schokotrüffel. Es ist traurig, aber all diese Menschen sind dabei, sich krank zu essen. Werbung, falsche Erziehung, schlechte Vorbilder und eine große Portion Unwissenheit lassen sie wahllos zugreifen. Essen ist für sie vielleicht noch ein kurzer Genuss, langfristig aber tut es ihnen nicht gut.

Andererseits sind diese vielen Ernährungssünder garantiert noch nicht auf dem Weg zur Apotheke. Ich dagegen schon! Irgendetwas läuft hier falsch. Ich muss mein ganzes Lebenskonzept auf den Prüfstand stellen.

MEINE MUTTER LIEBT TIERE ... UND ICH AUCH

Ich bin vegetarisch aufgewachsen. Meine Mutter liebt Tiere und kann mittlerweile nicht einmal mehr ansatzweise nachempfinden, wie jemand sie essen kann. Fleisch gab es in meiner Kindheit höchstens im Restaurant, wohin wir mittags allerdings häufig gingen, weil meine Mutter nicht gern kocht. Ich durfte dann bestellen, was ich gern mochte, am liebsten Schweineschnitzel und Hühnchenfilets. Meine Mutter aber konnte sich nicht verkneifen, mir von den »niedlichen Schweinen« zu erzählen, die »gern im Sonnenlicht tollen« oder von »fröhlich gackernden Hühner-Mamas und ihrer heiteren Jungkükenschar«. Auf die Dauer hatte ich da als Fleischesserin keine Chance!

VON DER VEGETARIERIN ZUR VEGANERIN

Ich bin dann sehr zu ihrer Freude auf Nudeln mit Tomatensoße umgestiegen und tendierte schnell dazu, Vegetarierin zu werden. Ich ernährte mich nach dem Vorbild meiner Mutter von Nudeln, Gemüse und natürlich jeder Menge Obst, ihrer Lieblingsnahrung. Denn Obst kann man schnippeln, dafür muss man nicht lange in der Küche stehen, und gesunde Ernährung – oder besser das, was sie dafür hielt –, war ihr schon immer wichtig.

Ich habe also eine Vergangenheit, was Ernährungsbewusstsein angeht. Wie alle Jugendlichen wollte ich Mamas Dunstkreis jedoch auch in diesem Punkt verlassen und ernährungsmäßig flügge werden. Nach dem Abitur zog ich zunächst nach Bayreuth, dann nach Wuppertal, studierte erst Volkswirtschaft, dann Wirtschaftswissenschaften. Und ich wurde nicht etwa zur Fleischesserin, nein, ich toppte sogar meine Mutter und mutierte nach und nach zur Veganerin. Seit sechs Jahren verzichte ich also nicht nur auf Fleisch, sondern konsequent auf alle tierischen Produkte, also auf Eier, Käse, Milchprodukte und mittlerweile sogar auf Honig.

UNAPPETITLICHER MILCHCOCKTAIL

Klar liebe ich Tiere. Sie gehören in ihre natürliche Umgebung und nicht auf meinen Teller. Allerdings bin ich auch aus gesundheitlichen Gründen Veganerin. Denn Milchprodukte sind entgegen der landläufigen Meinung alles andere als gesund. Dies gilt zumindest dann, wenn die Tiere, die die Milch liefern, unter so schrecklichen Bedingungen leben müssen, wie es die Milchindustrie zulässt. Die glücklichen Kühe auf der Blümchenweide sind nun einmal die Ausnahme oder lediglich ein Instrument der Werbestrategen à la »Lila-Laune-Kuh«. In der Regel stehen diese sympathischen Kreaturen monatelang in dunklen, engen Ställen zusammengepfercht in ihrem eigenen Dreck.

Sie werden mit Antibiotika und Psychopharmaka vollgestopft, damit sie nicht krank und verrückt werden. Zudem bekommen sie dauerhaft jede Menge chemische Nahrungsergänzungsmittel, damit sie möglichst schnell schlachtreif werden, oder sie erhalten Hormonpräparate, die die Milchproduktion anregen.

Damit wir Menschen diese Fülle an schädlichen Stoffen nicht über die Milch aufnehmen, wird sie mit Ammoniak angereichert. Zur Erinnerung: Ammoniak ist der chemische Fachbegriff des Hauptbestandteils im Urin. Klingt lecker?! Im Supermarkt-Kühlregal bekommen wir dann eine nährstofffreie, mit Antibiotika versetzte Masse von etwas, das einmal ein Nahrungsmittel für ein kleines Kalb war, um diesem innerhalb kürzester Zeit zu seinem achtfachen Körpergewicht zu verhelfen. Und das soll gesund sein?

Da Käse aus Milch besteht, gilt für ihn dasselbe. Und wie es mit Eiern aussieht, wenn die Hühner mit falschen Nahrungsmitteln, Hormonen und Chemie vollgepumpt werden, kann man sich denken.

MILCH GEHÖRT NUR IN DIE WACHSTUMSPHASE

Wir Menschen sind übrigens das einzige Säugetier, das noch Milch zu sich nimmt, nachdem es die Wachstumsphase überwunden hat. Zudem sind wir auch das einzige Säugetier, das die Milch anderer Säugetiere trinkt. Es gibt keine Ziege, die versucht, an der Zitze einer Kuh zu nuckeln. Das passiert nur in absoluten Notlagen, wenn das Überleben nicht anders gesichert werden kann. Man kennt ja die Berichte, in denen ein Katzenbaby an den Zitzen einer Hundemama saugt. Das macht es jedoch nur, wenn die eigene Mama nicht zur Verfügung steht, also auf keinen Fall freiwillig.

Die gesammelten Erkenntnisse, gewonnen aus sechs Studien, vier Büchern und jeder Menge amerikanischer Artikel, haben mir gereicht und dazu geführt, dass ich eine von circa 800.000 Veganerinnen und Veganern in Deutschland wurde. Und das, obwohl ich Quark & Co. geschmacklich wirklich gern mag. Doch mein Verstand hat gewonnen.

Stattdessen esse ich die ganze Palette an Soja rauf und runter: Sojaquark, Sojajoghurt, Sojamilch, Sojasahne, Sojapudding, Seidentofu als Rührei-Ersatz und, und, und. Dazu liebe ich leckere Sojafrikadellen, verschlinge Sojawürstchen als Snack zwischendurch und brate mir abends liebend gern Sojaschnitzel und Tofukäse. Wunderbar!

MEINE ERNÄHRUNG IST MIR WICHTIG

Auch darüber hinaus esse ich sehr bewusst. So verzichte ich penibel auf jegliche Zusatz- und Konservierungsstoffe. Ich lehne Zuckerzusatz, Glutamat oder andere Geschmacksverstärker ab, verweigere Inhaltsstoffe, deren Namen ich nicht aussprechen kann, oder Zutaten, die sich hinter Nummern- und Buchstabenkombinationen verstecken. Ich drehe jede Packung erst um und lese die Zutatenliste, bevor ich ein Produkt in den Einkaufswagen lege. Für mich gilt die Faustregel: Ich esse nichts, was mehr als drei Inhaltsstoffe hat. Ansonsten gilt: Hände weg!

Ich verzichte fast komplett auf Süßigkeiten und trinke jeden Tag zwei Liter Wasser. Ich gehe ein paar Mal pro Monat ins Fitnessstudio. Seit ich vor zwei Jahren nach Frankfurt gezogen bin und für eine amerikanische Personalvermittlung als Beraterin arbeite, jogge ich sogar regelmäßig am Mainufer entlang. Ich liebe den Blick auf die Skyline.

GESUND UND MUNTER? FEHLANZEIGE

Es geht mir bei meinem vorbildlichen Lebensstil also rundherum wunderbar! Nun ja, zumindest war es längere Zeit so. Bis vor zwei Monaten. Damals ging es plötzlich bergab. Ich fühlte mich immer schlapper und wurde jeden Abend früher müde. Um zwanzig Uhr ist Büroschluss und statt mich danach noch mit meinen Kollegen in den benachbarten Lokalen zu treffen, hatte ich plötzlich nur einen Wunsch: nach Hause, aufs Sofa.

Für einen Single wie mich ist das keine leichte Entscheidung. Denn zu Hause in meiner 48-Quadratmeter-Wohnung erwartet mich nichts außer einer Badewanne und einem iPad zum Surfen und Lesen im Bett. Doch selbst dazu war ich zu müde. Zudem wurde meine Haut auf einmal trocken und unrein, meine Haare wirkten struppig. Und es gab noch etwas, das mir wirklich zu schaffen machte: Ich hatte zwei Konfektionsgrößen zugenommen.

Für viele mag es vielleicht affig klingen, sich darüber zu beklagen. Ich war jedoch immer sehr schlank und habe mir so auch gefallen. Mehr als die Optik beunruhigte mich aber die Frage, ob ich krank sei. Denn bei meinem Ernährungsstil durfte ich unmöglich so viel zunehmen. Irgendetwas stimmte nicht mit mir und ich musste wissen, was es war.

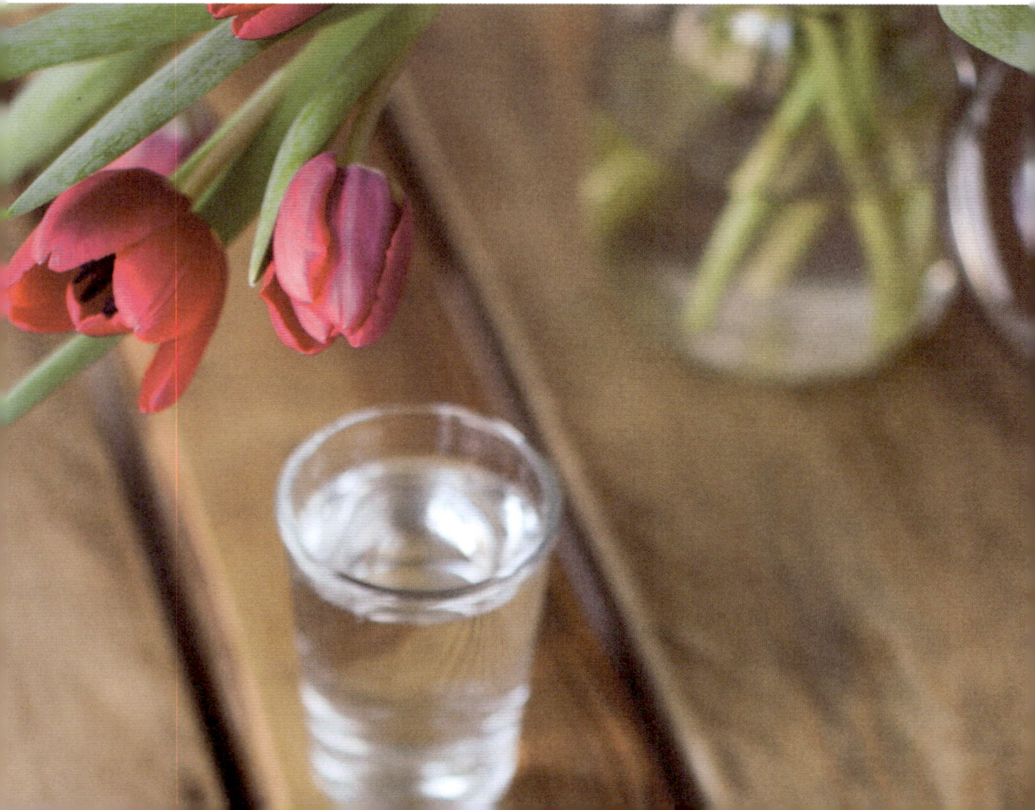

ERSTER THERAPIEANSATZ: LEBENSLANG TABLETTEN SCHLUCKEN

Es gab genug Anlass, zum Arzt zu gehen. Mein Dr. Heiter hat mir allerdings kaum zugehört und stattdessen sofort die Untersuchungsmaschinerie angeworfen. Zwei Stunden wurde ich durchgecheckt.

Heute kam der Anruf, dass der Laborbericht da sei. Ich habe mir freigenommen und mich sofort auf den Weg gemacht. Und jetzt weiß ich endlich, was die Ursache für meine Beschwerden und die auch bildlich ausufernde optische Veränderung ist: ein heftig durcheinandergewirbelter Stoffwechsel. Na toll!

Frierend und mit rot gefrorener Nasenspitze stehe ich jetzt endlich in der Apotheke auf der Frankfurter Zeil und gebe mein Rezept ab. Die Chefin bedient mich persönlich und klärt mich auf: »Nehmen Sie die Tablette am besten morgens, etwa eine halbe Stunde vor dem Essen. Es dauert ein bisschen, bis Sie die volle Wirkung merken. Aber so nach circa drei bis sechs Monaten sollten Sie richtig eingestellt sein.«

GESUNDWERDEN? DAFÜR GIBT ES KRÄFTE AUS DER NATUR

Eingestellt? Ich hake nach: »Heißt das, dass ich vielleicht erst nach einem halben Jahr wieder fit bin? Und muss ich so lange auch das Medikament nehmen?«, frage ich und denke mit Schaudern an meine viel zu engen Röcke, in die ich mich unmöglich noch so lange hineinquetschen kann.

Die Apothekerin sieht mich erstaunt an. »Lange? Nun ja, Sie nehmen das Medikament doch Ihr Leben lang«, antwortet sie. Sie sagt das so entspannt, als sei es das Selbstverständlichste der Welt, ein Leben lang irgendwelche Pillen zu schlucken.

Mir stockt der Atem. Darauf bin ich nicht vorbereitet. Ich habe eine innere Abscheu gegen Tabletten und auch überhaupt keine Erfahrung damit. In meiner ganzen Kindheit und Jugend gab es keine. Unsere Hausapotheke bestand aus einer Packung Pflaster im Küchenregal. Meine Mutter lehnte Pillen ab. Ihre Geheimwaffe gegen Krankheiten war das Glas frisch gepresster Orangensaft zum Frühstück und der Apfel zum Abendessen. Gegen Kopfschmerzen

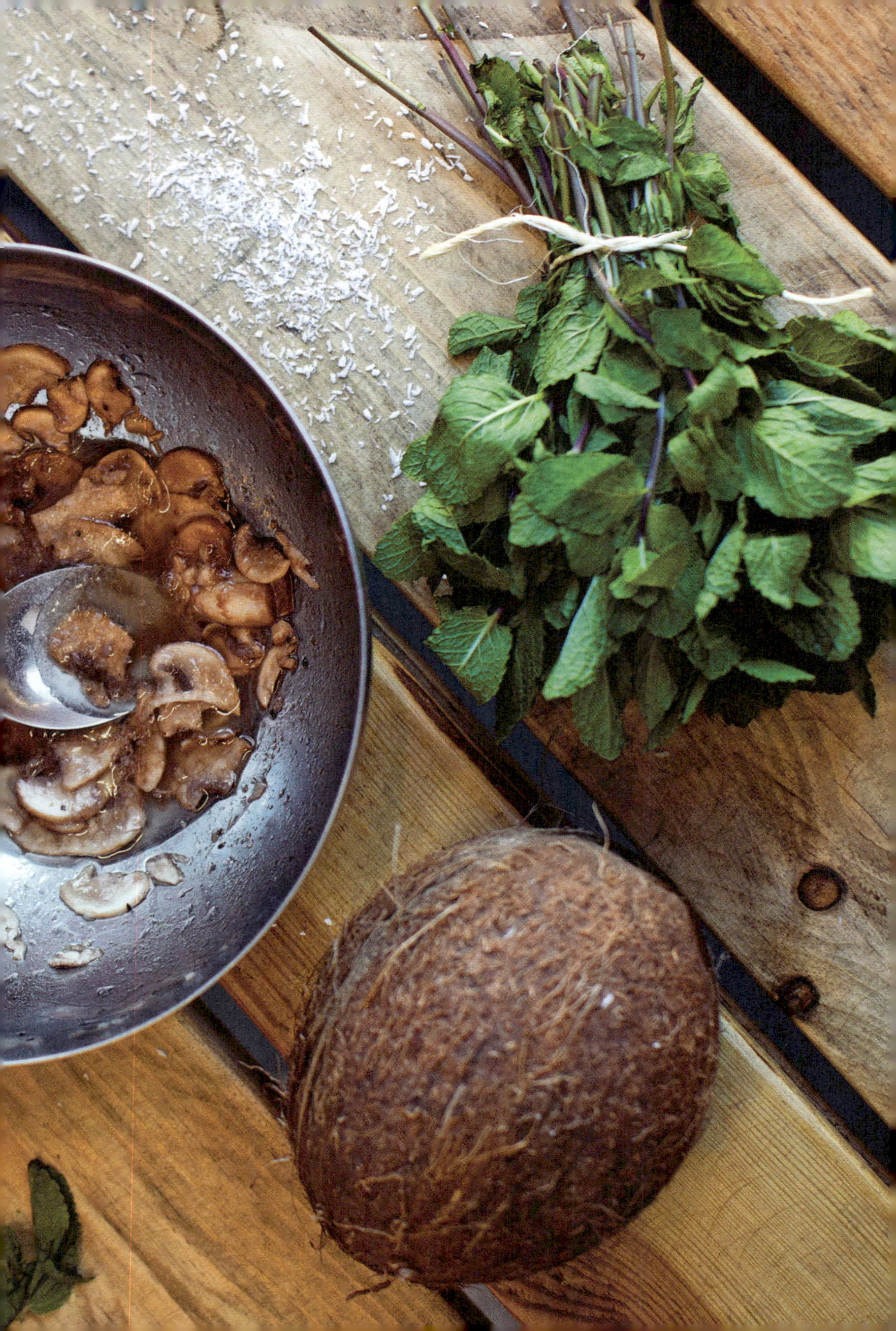

schickte sie mich an die Luft. Bei Magenschmerzen gab es Fencheltee. Und wenn ich eine Erkältung hatte, erhöhte sie für ein paar Tage die Dosis an Zitrusfrüchten und machte Omas Wadenwickel. Ich habe sie mit ihren tradierten Rezepten ab der Pubertät zwar nicht mehr ernst genommen. Aber ich muss sagen: Ich war so gut wie nie krank!

HÖCHSTLEISTUNGEN MIT NATÜRLICHEN STIMULANZIEN

Während meines Studiums ging es mir auch immer gut. Schwierig wurde es erst, als ich meinen Master in Wirtschaftswissenschaften in zwei statt der vorgesehenen vier Semester durchzog. Das war Rekordzeit! Es gab allerdings Phasen, besonders zu Zeiten, in denen ich an meiner Masterarbeit schrieb, da wusste ich nicht, ob ich mein Zeugnis überhaupt noch lebend in Empfang nehmen könnte. Ich war mehr als einmal körperlich fix und fertig, hatte in den Endlosvorlesungen nach einer durchgearbeiteten Nacht Ohrensausen und Sternchen vor den Augen.

Die meisten meiner Kommilitonen schwärmten von Aufputsch- und Beruhigungsmitteln, von Ritalin für die Konzentration, Valium für die Ruhe, Modafinil zum Wachbleiben. »Damit kannst du garantiert 48 Stunden durcharbeiten«, war der Standardsatz in den Vorlesungen und dann wurden unter dem Tisch die Packungen getauscht. Meine Freundin Annika erzählte mir damals fröhlich, dass sie nach vier Wochen Dauermedikamentierung ihre Note in »Statistische Methoden« bei der dritten Wiederholung auf eine 1,4 verbessert habe. Na bravo!

WAS WAR AN FALSCH AN MEINER ERNÄHRUNG?

Es ist die Jagd nach der besten Bewertung, die eine ganze Generation zu Medikamentenjunkies gemacht hat. Mich nicht! Denn ich bin mit der Prägung meiner Mutter in die Welt gezogen. Ich habe auf Orangensaft und Apfelspalten gesetzt und mein Studium zwar abgemagert und übernächtigt, aber ohne Chemie, dafür vitaminreich überlebt. Und nicht nur das. Ich habe auch den täglichen

Zwölf-Stunden-Dauereinsatz bei meinem ersten Arbeitgeber, dem Internetgiganten Google in Dublin, durchgehalten und setze den Karriereweg nun mit zwanzig Kollegen in einem Frankfurter Großraumbüro fort. Im Winter schnieft hier fast jeder. Die Viren werden durch die Heizung wunderbar im Raum verteilt.

»Ich habe ständig mit Menschen zu tun. Aber früher war ich kerngesund, nie krank.«

Täglich besuche ich Personalchefs, Finanzleiter und Geschäftsführer großer Unternehmen, abends führe ich Gespräche mit meinen zu vermittelnden Kandidaten. Ich habe ständig mit Menschen zu tun. Aber bis vor 2 Monaten war ich kerngesund, nie krank, hatte auch im Winter kaum Infekte. Wegen meiner guten Ernährung und der »Saftapotheke« meiner Mutter war ich bis vor Kurzem fest davon überzeugt, dass das so bleibt. Pustekuchen! Jetzt soll ich Tabletten nehmen, mein Leben lang. Ich habe schon Probleme, die Anti-Baby-Pille zu schlucken. Und dazu noch Hormone in Form eines Schilddrüsenmedikaments? Ich will das nicht. Was habe ich falsch gemacht?

BÖSE ÜBERRASCHUNG: SOJA WIRKT WIE EIN HORMON

Zuhause klappe ich als erstes meinen Laptop auf und wende mich an Dr. Google, meinen Freund und Helfer in nahezu allen Lebenssituationen. Ich habe diesen Such-Giganten während meiner Zeit in Dublin kennen- und wirklich lieben gelernt. Keine, aber auch wirklich keine Frage muss unbeantwortet bleiben, wenn man eine Suchmaschine nutzt. Es kann losgehen. Der Abend wird lang, denn ich surfe durch die aufregendsten Studien rund um das Thema Schilddrüse, die meisten davon sind auf Englisch. Und was ich erfahre, macht mich sprachlos. Als ich kurz vor Mitternacht mein Notebook schließe, ist klar, dass mein ganzes bisheriges Ernährungskonzept falsch ist! Ich muss die Reset-Taste drücken und zwar sofort.

Gerade habe ich gelesen, dass meine heißgeliebten Sojaprodukte die Funktion der Schilddrüse beeinträchtigen und weitere Hormonstörungen auslösen können, wenn man sie in großen Mengen verzehrt. Soja enthält sogenannte Isoflavone. Isoflavone sind pflanzliche Stoffe, die auch als Phytoöstrogene bezeichnet werden, weil sie in ihrer chemischen Struktur dem menschlichen Hormon Östrogen ähneln und daher hormonähnlich wirken können.

ICH HABE MICH KRANK GEGESSEN

Schon circa 38 Milligramm Isoflavone können den Stoffwechsel schädigen. Das sind weniger als zwei Gläser Sojamilch oder zwei Portionen Tofu oder eine Handvoll gerösteter »Sojanüsse«. Zudem stören Sojaprodukte die Aktivität bestimmter Enzyme, was die Funktion der Bauchspeicheldrüse beeinträchtigt, die Denkleistung vermindert und die Hirnalterung fördert. Zu viel Soja kann sogar dement machen. Ich bin bedient.

Ich habe mich sozusagen krank gegessen, weil ich wahllos alles in mich hineingestopft habe, auf dem Soja stand. Ich habe nicht darauf geachtet, ob mein Soja zu hundert Prozent »bio« ist und ob es eine natürliche Fermentierung hat. Dabei wäre dieser Umstand wichtig gewesen, denn der Großteil der nicht biozertifizierten Produkte, die heute massenhaft industriell hergestellt werden, ist genetisch verändert. Dieses Soja enthält bis zu 30 Prozent weniger Cholin, ein Mineral, das wir für die Entwicklung unseres Nervensystems benötigen, dafür aber zweihundert Prozent mehr Lectine, die in starkem Zusammenhang mit Nahrungsmittelunverträglichkeiten stehen. Doch wie gehe ich jetzt damit um? Soll ich auf Soja verzichten? Ich schlafe unruhig in dieser Nacht.

(M)EIN GANZ NEUER GEDANKE HEISST ROHKOST

»Was machst du denn nun? Wenn du die Medikamente nicht nimmst, wirst du ja nie wieder dein normales Gewicht erreichen«, fragt mich Caro, als wir am nächsten Tag in der Mittagspause beim Italiener sitzen. Caro ist nicht nur meine beste Freundin, sie ist auch meine Kollegin. Wir sitzen im Büro nur wenige Tische voneinander entfernt. Sie managt alle Personalangelegenheiten in unserer Firma. Caro ist ein eher entspannter Typ. Sehr gelassen, sehr humorvoll.

Sie kocht und isst gern, auch Fleisch, hat einen netten Freund und »ruht in sich«, wie ich immer gern sage. Wir gehen fast jeden Tag zusammen in die Mittagspause. Im Sommer sitzen wir am liebsten auf der sonnigen Dachterrasse unseres gläsernen Bürohochhauses. Im Winter gehen wir gern essen: asiatisch, mongolisch, spanisch. Es gibt alles. Aber ich esse oft nur Salat, der ist international – und bis gestern aß ich ihn gern mit Tofu.

DEN KÖRPER NÄHREN UND NICHT QUÄLEN

»Du kannst doch nicht immer nur Salat essen«, fragt Caro weiter, beißt herzhaft in ein Saltimbocca à la Romana und schüttelt beim Blick auf meinen Berg Grünzeug mitfühlend den Kopf.

Nachdenklich balanciere ich mit meinem Messer eine saftige Cocktailtomate auf ein knackiges Blatt Eisbergsalat, drapiere einen Avocadostreifen darauf und schiebe mir das köstliche Arrangement in den Mund. Hmh – lecker. Ich liebe das Frische, Knackige.

»Nur noch Salat!« Ihr Satz hallt in meinem Ohr nach. »Warum eigentlich nicht«, schießt es mir plötzlich durch den Kopf. Und dann weiß ich: Ich hab's. Ich esse nur noch Salat, oder genauer, nur noch Rohkost!

Ich entscheide mich für die Ernährungsform, die ganz auf reine, naturbelassene, das heißt frische und unveränderte Produkte ausgerichtet ist. Dann kann ich überhaupt nichts mehr falsch machen. Ich werde meinen Körper nur noch mit leichtem, geschmackvollem und vitaminreichem Obst und Gemüse wirklich »nähren«, an-

Muss eine warme Mahlzeit am Tag sein?

Wirkt sich die Temperatur einer Mahlzeit auf die Ernährung eines Menschen aus? Die Antwort lautet: Nein! Es ist völlig egal, ob wir warm oder kalt essen, wichtig ist nur, dass wir dem Körper die richtigen Nährstoffe in der richtigen Mischung zuführen.

Nicht vergessen: Bevor die Menschen das Feuer entdeckten, haben sie auch gut überlebt. Aber Kochen macht Sinn. Es gibt Lebensmittel, die wir roh nicht verwerten können, wie Lauch, Bohnen oder Kartoffeln. Fleisch und Fisch werden durch das Kochen und Braten haltbarer gemacht, Keime werden abgetötet. Und nicht zuletzt schmeckt vielen warmes Essen einfach gut, besonders im Winter.

statt ihn mit behandeltem, fettigem, zerkochtem und tot gebratenem Müll zu quälen.

»Ich hab's. Ich esse nur noch leichtes, geschmackvolles und vitaminreiches Obst und Gemüse.«

PIONIERE WURDEN IMMER SCHON VERKANNT

Das ist es! Ich denke an Stefan in Malaga und muss schmunzeln. Ich dumme Nuss habe ihn damals innerlich ausgelacht. Dabei war er mir und meiner Zeit um Jahre voraus. So wie Stefan geht es vielen Pionieren. Sie werden von ignoranten Unwissenden verhöhnt und für Fantasten gehalten. Ich denke an Otto Lilienthal und Carl Benz, denen wir Flugzeuge und Autos verdanken, und entschuldige mich gedanklich bei Stefan. Wie es ihm wohl geht? Ich werde meine Mutter fragen.

Caro ist von meiner Lösung wenig beeindruckt. Sie isst unbeirrt weiter, kaut jetzt auf einem mit Käse überbackenen Fenchelhappen und scheint gar nicht zu bemerken, welche Veränderung sie da gerade in mir ausgelöst hat.

Ich möchte heute früher zurück ins Büro, direkt an meinen Schreibtisch, direkt in die »Universität von Google«. Und diesmal will ich mehr über die Rohkost-Ernährung wissen.

Dort lese ich eine Grundregel, die denkbar einfach ist: Man isst alles, was nicht über 42 Grad Celsius erhitzt wurde. Dahinter steht der Gedanke, dass unser Körper nicht überleben kann, wenn man ihn über ein bestimmtes Maß erhitzt: nämlich 42 Grad Celsius. Bei dieser Temperatur versagen unsere Organe, unser Herz hört auf zu schlagen.

Was für den Körper gilt, übertragen Rohköstler auf Nahrungsmittel. Erhitzt man sie zu stark, werden die wichtigen Nährstoffe zerstört. Von der wunderbaren, bunten Gemüsepracht bleiben je nach Kochdauer nur noch rund zwanzig bis dreißig Prozent der Vitamine übrig.

Manche wichtigen Enzyme werden sogar komplett zerstört. So enthalten sie nicht mehr genug Nährstoffe, um den Körper ausreichend zu versorgen, folglich isst man nur ungekochte, rohe Nahrungsmittel. Die Idee gefällt mir. Die vielen wunderschönen Fotos von Rohkost-Torten, -Pizza und -Pancakes, die ich im Netz entdecke, tun ihr Übriges, um mich vollständig zu überzeugen.

EIN BUNTES VÖLKCHEN UNTER DEM ROHKOSTDACH

Unter dem Oberbegriff Rohkost hat sich ein buntes Völkchen zusammengetan. Manches ist – vorsichtig ausgedrückt – etwas ungewöhnlich. So gibt es die sogenannten Instinktos, auch Urköstler genannt, die sich zwar hauptsächlich von rohem Obst und Gemüse ernähren, aber zusätzlich rohe Eier und rohes Fleisch essen. Besonders bei Letzterem gruselt es mich. Ein rohes Steak? Nein danke!

Zudem gibt es die »Frutarier«. Diese haben sich zwar auch für den ausschließlichen Konsum von rohem Obst und Gemüse entschieden, warten aber darauf, dass das Obst sich selbstständig und freiwillig dafür entscheidet, vom Baum oder Strauch zu fallen. Frutarier ernähren sich ausschließlich von Fallobst, sprechen von »freiwillig gestorbenem Obst«.

Es gibt noch weitere, in meinen Augen eigenwillige Rohkost-Gruppen. So gibt es Rohköstler, die nur essen, was bei den richtigen Mondzyklen geerntet worden ist, und andere, die vor der Nahrungsaufnahme erst eine Verbindung zwischen dem Gemüse und unserem spirituellen Selbst herstellen wollen. Ach, warum eigentlich nicht?

ERNÄHRUNGSFORM ALS HEILMITTEL

Zum Glück vergeht mein restlicher Arbeitstag wie im Flug und auch noch sehr erfolgreich. Ob das Gemüse schon wirkt? Denn in meinem Kopf dreht sich jetzt das Rohkost-Karussell. Ich brenne darauf, mehr über den Exoten unter den Ernährungsformen zu erfahren. Abends im Bett lese ich, dass die Rohkost-Bewegung in Amerika schon längst alltagstauglich ist und niemand mehr ungläubig die Stirn kräuselt, wenn man von Rohkost spricht.

Das sogenannte »raw food« ist anerkannt. Viele Prominente wie Madonna, Demi Moore, Donna Karan, Sting, Jason Mraz achten darauf, sich möglichst roh zu ernähren. Es gibt die ersten Rohkost-Restaurants und jede Menge Literatur. Und es gibt hervorragende Studien – die interessieren mich am meisten.

Was ich lese, macht mich immer neugieriger. Totgesagte konnten mithilfe einer rohen Ernährung geheilt werden. Langjährige Krankheiten wie Diabetes, Neurodermitis und Arthrose verschwanden. Offene Beine heilten zu. Herzkrankheiten regulierten sich innerhalb kürzester Zeit und Krebserkrankungen traten bei Rohköstlern seltener auf, bei einigen verschwanden die Tumore dauerhaft.

»Viele Prominente wie Madonna, Demi Moore, Donna Karan, Sting, Jason Mraz ernähren sich möglichst roh.«

Alles zu schön, um wahr zu sein? Kann man so viele lebensbedrohliche Krankheiten mit ein bisschen Obst und Gemüse heilen oder zumindest lindern? Dann muss ich doch meine dämliche Schilddrüsenunterfunktion damit erst recht in den Griff bekommen. Auf jeden Fall ist es einen Versuch wert, meinen offenbar ins Straucheln geratenen Körper auf so einfache Art und Weise wieder auf die richtigen Gleise zu setzen. Ich bin überzeugt.

ES GIBT KEIN ZURÜCK – DIE WETTE GILT

Im Büro erzähle ich erst am nächsten Abend von meiner Idee, mich künftig roh zu ernähren. Es ist der 7. Januar. Ein Kollege hat Geburtstag. Wir sitzen in kleiner Runde noch eine halbe Stunde zusammen.

»Ich meine, du bist ja bestimmt absolut crazy, aber wie ein Kaninchen nur noch Salat fressen? Das schaffst du nie!«, neckt mich Tommy, mein drei Jahre älterer Arbeitskollege aus der Finanzabteilung, als ich meine neuen Erkenntnisse über Heilung durch die richtige Ernährung erzähle. Er beißt herzhaft in eine gerade gelieferte Pizza.

»Deal?«, kontere ich leichtsinnig.

»Wie, Deal?«, scheinen jetzt alle anwesenden Arbeitskollegen wie aus einem Munde zu erwidern.

»Ich packe das: Ein Jahr roh!«, erwidere ich und strecke der

Gruppe mutig meine Hand entgegen. »Los, schlagt ein!«, fordere ich kess. »Warum bloß gleich ein Jahr?«, schießt es mir sofort durch den Kopf. Ich hätte doch auch schon mit vier Wochen beeindrucken können. Rückzieher? »Um was wetten wir denn eigentlich?«, frage ich und hoffe, dass das Thema so schnell wieder verschwindet, wie es gerade aufgekommen ist.

»Um einen wunderbaren Abend beim Thailänder, auf Kriss' Kosten«, ruft meine Kollegin Jessica, und mein Kollege Kai meint: »Wir sind acht Leute im Team. Das tut finanziell richtig weh. Der passende Ansporn für das Experiment.« Und dann flachst er hämisch: »Schade, dass Kriss dann nur einen leckeren Seetang-Salat essen kann.«

»Und was bekomme ich, wenn ich gewinne?«, frage ich unbekümmert.

Kai und Jessica sehen in die Runde: »Wir legen zusammen und du bekommst ein Wellnesswochenende im Taunus!«

Mein Chef, der gerade zur Tür hereinkommt und uns amüsiert zuhört, schießt den Vogel ab: »Ich bin dabei. Kriss, was meinst du?«

Ich sitze in der Falle. Ich bin jetzt Rohköstlerin.

Top! Die Wette gilt!

WAS ICH GELERNT HABE:

- vegan und vegetarisch heißt nicht gleichzeitig gesund
- auch bei Nahrungsmitteln, die man für gesund hält, sollte man darauf achten, was sie wirklich enthalten
- zu viel Soja bringt den Hormonhaushalt durcheinander
- Nahrungsmittel verlieren ihren Vitamin-, Mineralien- und Enzymgehalt, wenn man sie erhitzt
- kein Mensch muss warm essen

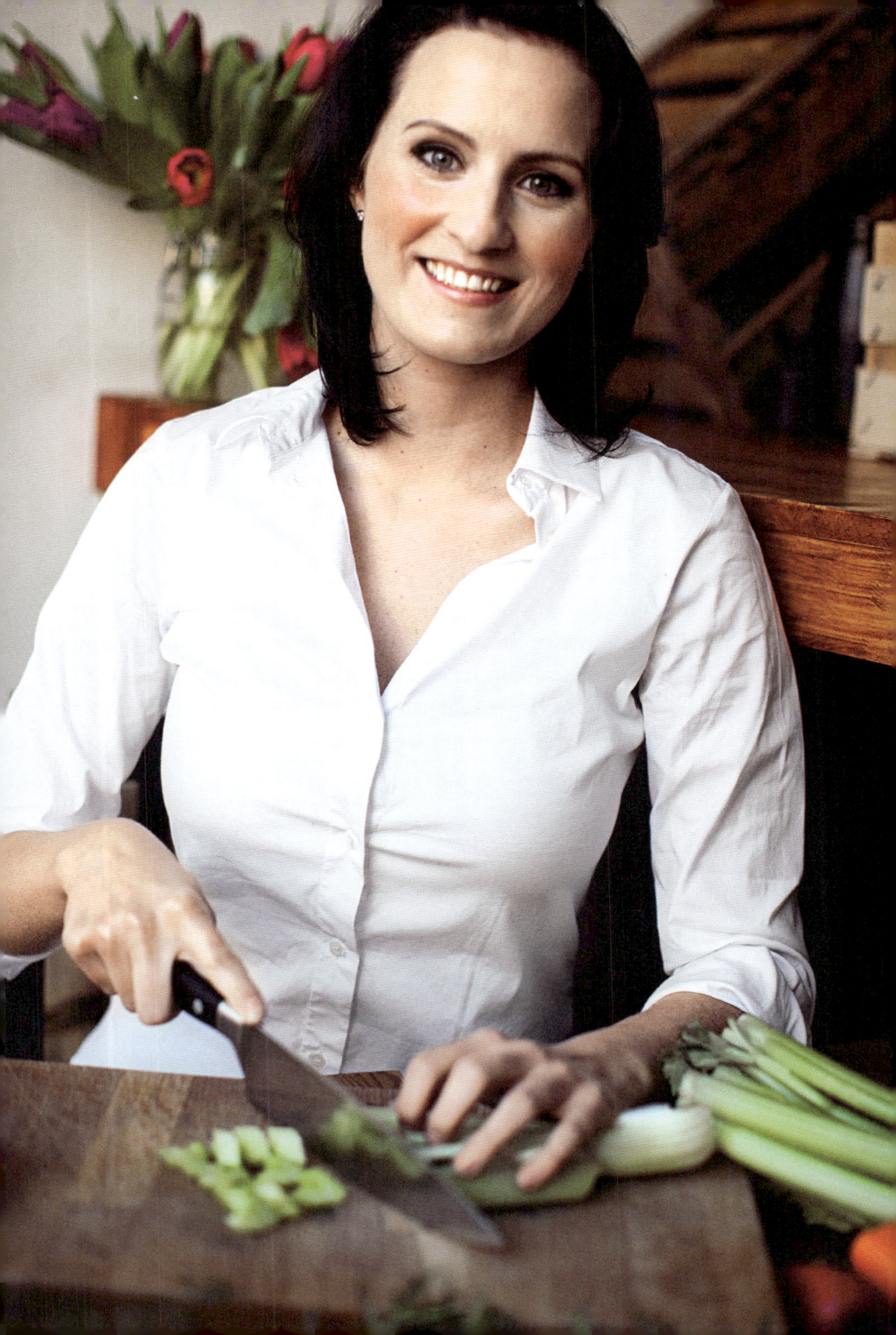

Tipps für Rohkost-Einsteiger

Wer sich nicht gleich zu einhundert Prozent auf Rohkost einlassen mag, sollte hiermit beginnen: Nahrungsmittel, die am besten »roh« gegessen werden sollten und an sich bereits sehr gesund sind!

NÜSSE UND SAMEN

Nüsse und Samen sind kleine Kraftpakete, vollgepackt mit Nährstoffen. Wenn man sie aber röstet, verschwinden die guten Eigenschaften nahezu komplett. Zudem können beim Röstprozess Giftstoffe entstehen. Daher sollten Nüsse und Samen immer roh und eingeweicht gegessen werden. Genießen Sie besonders:

- Macadamianüsse
- Pinienkerne
- Chia-Samen
- Pistazien
- Paranüsse
- Leinsamen

All diese Nüsse und Samen enthalten Vitamin B1 (Thiamin), das bei der Umsetzung von Kohlenhydraten in Energie hilft. Dieses Vitamin ist essenziell für eine gesunde Funktion von Herz, Muskeln und Nervensystem.

WICHTIG: Da es nur wenige Nahrungsmittel gibt, die Vitamin B1 enthalten, sollten diese Nüsse und Samen regelmäßig konsumiert werden, eine gute Handvoll ist optimal.

AVOCADOS

Avocados schmecken roh wunderbar und haben viele Vorteile. Erhitzt verlieren sie den Großteil ihrer positiven Eigenschaften und schmecken auch nicht mehr so gut.

Tipp

Angeschnittene Avocados immer in Frischhaltefolie einwickeln. An der Luft oxidieren sie sehr schnell und werden braun, verzehren kann man sie dann aber immer noch.

GRÜNES BLATTGEMÜSE

Grünes Blattgemüse wie Kohl und Spinat enthält reichlich sekundäre Pflanzenstoffe und Folsäure. Beides sind wasserlösliche und hitzeempfindliche Stoffe, die beim Kochen ausgewaschen werden und im Kochwasser zurückbleiben.

WICHTIG: Kocht man grünes Blattgemüse, verliert es von seinen Nährstoffen circa 51 Prozent in fünf Minuten, 58 Prozent in zehn und 68 Prozent in 15 Minuten. Zudem sind die übrigen Nährstoffe für unseren Körper schwieriger aufzunehmen und zu verarbeiten.

BROKKOLI

Brokkoli enthält Proteine, sekundäre Pflanzenstoffe, Vitamin C, Betacarotin und Kalzium. Wie alle Kreuzblütler enthält er zudem viele Ballaststoffe. Kochen zerstört diese Bestandteile, zum Beispiel nach zehn Minuten bereits 56 Prozent des Vitamin C-Gehalts.

Tipp

Aus Brokkoli lassen sich tolle Sticks zaubern, zum Beispiel zum Dippen in einer leckeren Avocadosoße.

ZITRUSFRÜCHTE

Zitronen, Limetten, Grapefruit und Orangen müssen immer roh gegessen werden, um ihre wertvollen Eigenschaften für unser Immunsystem zu bewahren. Das enthaltene Vitamin C ist hitzeempfindlich und verliert auch bei geringer Temperatur sehr schnell seine schützende Wirkung für das Immunsystem.

WICHTIG: Fruchtsäfte, die wir im Supermarkt kaufen, sind pasteurisiert, also erhitzt und nahezu frei von natürlichen Nährstoffen. Zudem verändern sich die eigentlich alkalisch (= basisch) wirkenden Zitrusfrüchte durch das Erhitzen und erzeugen im Körper ein saures Milieu. Mit frischen Früchten erreicht man das erwünschte Gegenteil.

BEEREN

Beeren enthalten neben Vitamin C viele ebenfalls hitzeempfindlichen B-Vitamine und viele sekundäre Pflanzenstoffe. Sie wirken krebsvorbeugend und schützen vor frühzeitigen Alterserscheinungen – allerdings nur in roher Form!

Beeren am besten saisonal kaufen und dann in luftdichten Boxen einfrieren. So hat man immer frische, unbelastete Beeren auf Vorrat und kann sie bei Bedarf auftauen. In Smoothies schmecken sie aber auch gefroren wunderbar und sorgen für eine cremige und erfrischende Textur.

Tipp

Paprika haben einen besonders hohen Vitamin C-Gehalt – er ist sogar höher als der von Orangen! Daher sollte man sie gerade in den Wintermonaten in Smoothies, rohen Suppen, Soßen, Dressings und Salat essen oder auch einfach als Rohkost-Streifen zum Dippen verwenden.

NICHT SÜSSE FRÜCHTE

Zu den nicht süßen Früchten zählen Paprika, Tomaten, Gurken und Zucchini. Sie enthalten sekundäre Pflanzenstoffe, B-Vitamine und Vitamin C, die, wie bereits geschrieben, allesamt sehr hitzeempfindlich sind. Zudem verlieren diese Nahrungsmittel nicht nur ihre Nährstoffe, wenn man sie kocht, sondern auch ihre alkalische (= basische) Wirkung. Nach dem Erhitzen erzeugen sie ein saures Milieu in unserem Körper!

WICHTIG: Grüne Paprika sind unreife Früchte und somit schwer zu verdauen. Wählen Sie daher lieber die roten, orangen oder gelben Paprika bei Ihrem Einkauf!

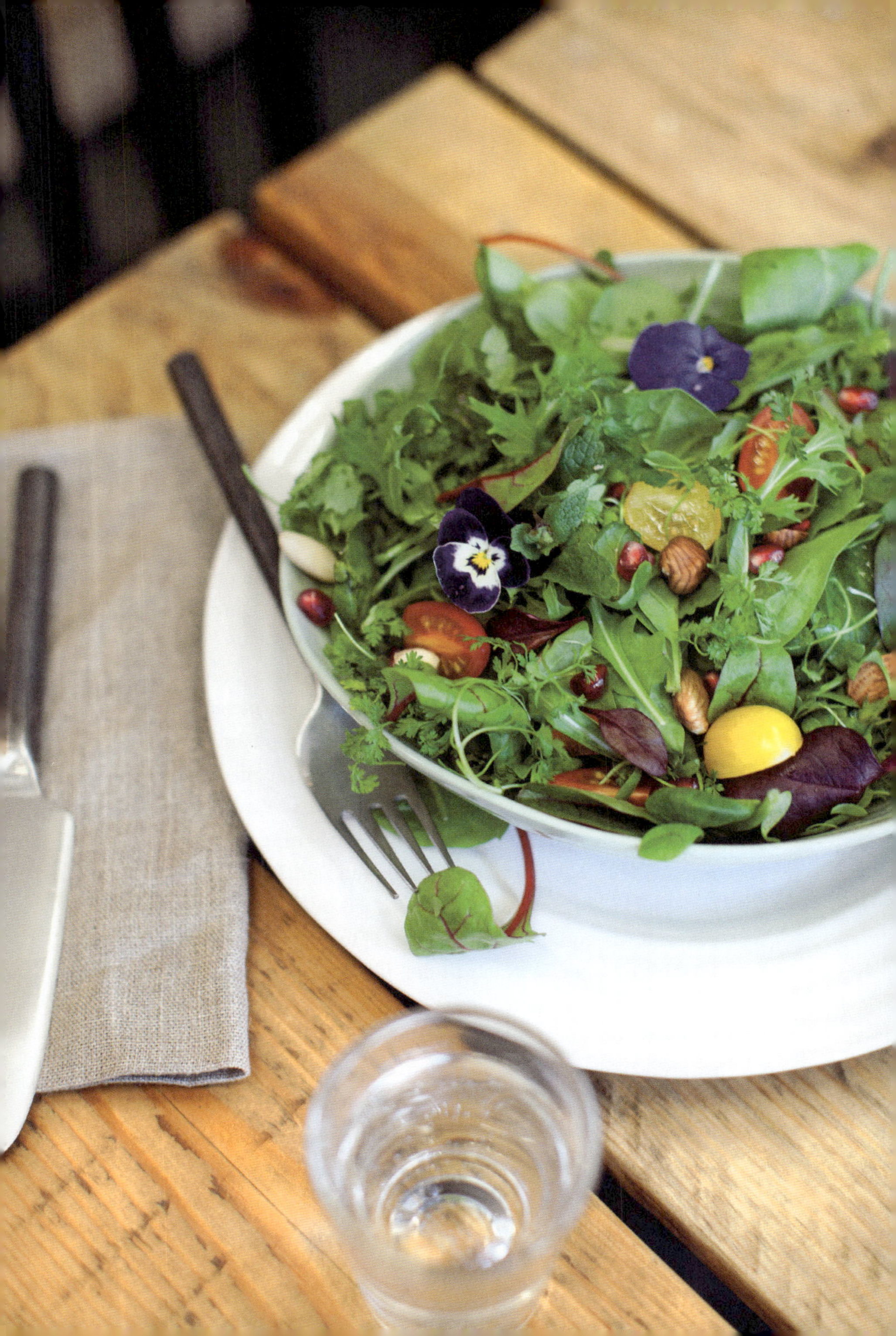

Aller Anfang ist schwer

»Hier, nimm mal was Süßes. Dein Magen knurrt die ganze Zeit!« Meine Kollegin Jessica hält mir eine Tüte mit Sahnekaramellen hin. Ich schüttele den Kopf. »Nein, danke. Ist schon gut«, murmele ich und trinke ein ganzes Glas Mineralwasser in einem Zug leer. »So schlimm?«, will Jessica wissen.

Ich nicke. »Ja, schon. Ich habe einfach immer Hunger. Aber komm', lass uns nicht darüber reden. In zehn Minuten geht unser Meeting los.«

Vor mir liegt einer der spannendsten Termine, die ich in letzter Zeit hatte. Ich kann vor zwei Großkunden ein neues Konzept präsentieren. Eine Riesenchance! Ich sehe auf die Uhr. Sechzig Minuten sind angesetzt. Ich hoffe, dass das Wasser meinen Magen wenigstens eine Zeit lang ruhigstellt, damit das Knurren die Zuhörer nicht aufschreckt. Gegen das quälende Hungergefühl stecke ich mir schnell noch ein paar Walnüsse in den Mund. Ich kann mich sonst nicht konzentrieren. Seitdem ich mich roh ernähre, gehe ich planvoll vor und habe immer eine Tüte Nüsse zum ständigen Wegknabbern in der Tasche. Mit den üblichen drei Mahlzeiten am Tag komme ich nicht mehr zurecht.

Wenn ich zum Frühstück meinen Obstsalat esse, habe ich schon während der ersten Stunde am Schreibtisch wieder Appetit, ab zehn Uhr sogar bohrenden Hunger. Genauso geht es mir nach der Mittagspause. Ein leckerer Salat füllt den Magen nur kurz. Ab fünfzehn Uhr meldet er: Hunger! Zum Glück hält mich der Stress im Büro davon ab, ihm lange zuzuhören. Es sei denn, meine Kollegen machen mich, wie gerade Jessica, auf das laute Geräusch aufmerksam. Mit Nüssen und jeder Menge Trockenobst und Fruchtriegeln rette ich mich bis zum Abendessen: einem großen Berg leckeren Salats mit Avocado-Tomaten-Dressing. Doch wenn ich um elf ins Bett gehe, kann ich nicht einschlafen, weil mein Magen längst wieder knurrt, oder besser: brüllt. Und dann geht's an den Kühlschrank, zu Rettich, Möhren, Salat & Co. Ich esse also Unmengen!

GESUND UND TEUER

Dementsprechend hat mich mein erster Rohkostmonat auch finanziell in den Abgrund gerissen. Dabei hatte ich anfangs gedacht, ich würde mich nicht nur gesund ernähren, sondern auch preiswert. Gemüse und Obst sind doch erschwinglich! Aber wenn man zehn Bananen täglich isst, und die verputze ich eigentlich immer, summiert sich das auch. Dazu kommen noch Nüsse, Trockenfrüchte, Nuss-Trockenfrucht-Mischungen, Nuss-Frucht-Schnitten und alles in bester Bioqualität. Das hat seinen Preis. Die Rechnung für meine erste Bestellung beim Rohkostversand Keimling belief sich auf satte 250 Euro. Ich dachte, damit hätte ich die Vorräte für ein halbes Jahr im Haus. Aber getrieben von einem ständig anhaltenden Hungergefühl habe ich mir jeden Tag die Taschen mit den leckeren Gesund-Snacks vollgepackt und diese ständig weggeknabbert. Und auch Nüsse haben ihren Preis, besonders, weil ich darauf achte, dass sie aus biologischem Anbau kommen. Von herkömmlich angebauten lasse ich die Finger. Sie sind in den Herkunftsländern oft mit Pestiziden behandelt und dann reichlich mit Schadstoffen belastet. Übrigens ist bei mir das berühmte Studentenfutter wieder richtig »in«. Ich gönne mir abends ganze Packungen. Richtig gelesen: Packungen! Nur so verstummt irgendwann einmal das Knurren in meinem Magen und ich kann einschlafen.

»Kriss, was möchtest du gleich trinken?« Mein Chef reißt mich mit der Frage aus meinen Gedanken. »Ich? Ach so, ich bleibe beim Wasser«, sage ich höflich und nehme wieder einen kräftigen Schluck, während er sich ein großes Glas Cola eingießt. »Er muss denken, ich bin eine Bergziege«, schießt es mir durch den Kopf. Es geht los! Ich bin hellwach, hochkonzentriert. Wie war das noch mit den Rohköstlern? Sie sind energiegeladen und ihr Hirn sprintet. Ich werde es beweisen!

FRESSATTACKEN STATT SATT UND ZUFRIEDEN

»Danke für deine überzeugenden Ausführungen.« Mein Chef lässt die rechte Hand in die Höhe schnellen und möchte auf ein »High Five« einklatschen. Er ist zufrieden. Ich auch! Was war das? Mein Magen knurrt. Ich lächele verlegen. Mein Chef zwinkert mir zu. »Du hast dir einen freien Abend verdient – und ein gutes Essen. Verwöhn dich mal!« Was meint er damit?

Auf dem Weg nach Hause rattert es nicht nur in meinem Magen, sondern auch in meinem Kopf. So kann es nicht weitergehen. Mehr als vier Wochen wahllose Rohkost-Fresssucht müssen genug sein. Ich habe bisher dreihundert Prozent mehr Geld für Nahrungsmittel ausgegeben als sonst und fühle mich zu einhundert Prozent ungesättigt. Daran ändert auch mein Salat am Abend nur kurz etwas.

»Muss diese herrlich natürliche Ernährungsform so qualvoll sein?«

Ist das die Rohkost, von der ich all die Wunderdinge gehört habe? Muss diese herrlich natürliche Ernährungsform, von der ich mir Gesundheit, Energie und Wohlbefinden verspreche, so qualvoll sein? Und geht es meinem Körper wirklich gut mit dieser Ernährung? Oder mache ich etwas falsch? Fragen über Fragen drehen sich beim Einschlafen in meinem Kopf.

Die Antwort bekomme ich am nächsten Tag, einem Samstag im eisig kalten Februar. Vor meinem Fenster tanzen jede Menge Schneeflocken. Es scheint sich gerade richtig einzuschneien. Ich liege zusammengekauert in meinem Bett und habe Bauchkrämpfe. Es muss an den sechs Orangen, zwei Grapefruits und der Packung Studentenfutter »Klassik« liegen, die ich kurz nach Mitternacht in einem Zeitraum von höchstens zehn Minuten in mich hineingestopft habe.

Mit einer Wärmflasche auf dem Bauch und einem Glas lauwarm, also unter 42 Grad aufgegossenen Kamillentee auf dem Nachtschränkchen beschließe ich, mal wieder eine Vorlesungseinheit einzulegen. Ich möchte wissen, warum sich mein Körper so vehement gegen die angeblich beste denkbare Ernährungsform wehrt.

Schnell stoße ich auf einen Artikel, der die genetischen Unterschiede zwischen pflanzenfressenden Affen und fleischfressenden Tigern thematisiert und daraus Rückschlüsse auf den Menschen zieht. Warum ich so grundsätzlich werde? Ich bin ein genauer Mensch und liebe es, allen Fakten auf den Grund zu gehen. Und so lese ich, dass unsere genetische Ausstattung der von Schimpansen am ähnlichsten ist. Geschätzt liegt sie bei 99,4 Prozent.

GENETISCH SIND WIR PFLANZENFRESSER

Ich sehe mir meine Hände an, die gerade das Buch halten, und vergleiche sie mit den im Text abgebildeten Händen eines Schimpansenweibchens. Meine Hände haben zwar weniger Haare und sind etwas fragiler, ähneln jenen des Affens aber trotzdem sehr. Derselbe bewegliche Daumen, dieselben flexiblen Fingergelenke. Auch unser Gebiss ist jenem eines Affens sehr ähnlich. Ich hole mir meinen Kosmetikspiegel und fletsche spielerisch die Zähne. Tatsächlich! Ich habe wie die Affen flache Zähne zum Kauen und nur noch die vorderen Eckzähne lassen erkennen, dass es bei uns Menschen und Affen früher einmal so etwas wie Reißzähne gegeben hat. Interessant, aber was hat das mit Rohkost zu tun?

Es geht weiter mit Tigern. Bei ihnen sieht es in puncto Zähne ganz anders aus. Diese imposanten Tiere haben noch sehr ausgeprägte Reißzähne. Statt flachen Fingernägeln, wie Affen und Menschen sie haben, verfügen Tiger über Pfoten mit scharfen Krallen. Warum das so ist, leuchtet mir ein: Tiger sind darauf ausgerichtet, sich tief in ihre Beute zu beißen und frisches Fleisch zu reißen. Die Anatomie der Affenhände hingegen ist auf das Sammeln, Zerteilen und Begutachten hin angelegt. Ich verstehe! Sie ernähren sich ja auch von Pflanzen.

Hinsichtlich unserer menschlichen Organe sind wir den pflanzenfressenden Affen ebenfalls sehr ähnlich:

LEBER

In der Leber eines Tigers und anderer Fleischfresser kommt das Enzym Uricase vor. Es führt dazu, dass eine Tigerleber 15-mal schneller Harnsäure aus tierischem Protein abbauen kann als eine menschliche Leber. Bei Menschen, Affen und Vögeln kommt das Enzym Uricase hingegen gar nicht vor. Der Rückschluss der Wissenschaftler: Die menschliche Leber ist nicht für den Verzehr von tierischer Nahrung geschaffen.

MAGEN

Die Magensäfte eines Tigers weisen eine sehr hohe Säurekonzentration auf. Diese hilft bei der schnellen und effektiven Verdauung großer Mengen von tierischen Proteinen. Unsere Magensäure hingegen ist nur ein Zehntel so hoch konzentriert.

DARM

Der fleischfressende Tiger hat einen sehr kurzen Darm. Er ist nur dreimal so lang wie sein Torso. Der Tigerdarm ist so konstruiert, dass das tierische Protein den Körper so schnell wie möglich wieder verlässt und keine sauren Abfallprodukte im Magen-Darm-Trakt zurückbleiben, die den Organismus unnötig belasten.

Der menschliche Darm ist dagegen sehr lang, zwölfmal länger als unser Torso. Durch diesen Aufbau verbleibt Fleisch viel zu lange im Körper. Das kostet nicht nur Energie, sondern belastet auch den Stoffwechsel. Die Verdauung von tierischem Protein führt zu allerhand Nebenprodukten wie Harnsäure und Ammoniak. Diese Giftstoffe gelangen durch den Darm in unseren Blutkreislauf und verteilen sich im ganzen Körper. Da Obst und Gemüse leicht verdaulich sind, das heißt schnell durch unseren Körper transportiert werden, stehen uns auch die daraus gewonnenen Mineralien und Nährstoffe schnell zur Verfügung und der Körper spart Energie.

Für mich ist klar: Die Natur hat uns nicht als Fleischfresser vorgesehen, sondern als Pflanzenfresser – genau wie die Affen. Und dass dies eine kluge Idee war, ist belegbar: Der Gorilla zum Beispiel ernährt sich zu fast 86 Prozent von grünen Blättern, Trieben und Pflanzenstielen. Die anderen 14 Prozent seiner Nahrung bestehen aus Rinde, Wurzeln, Blüten und Früchten. Er erhält mit dieser Nahrung alle wichtigen Nährstoffe und Proteine und ist nicht etwa ein schmächtiger Vegetarier, sondern eines der größten, kräftigsten und beeindruckendsten Tiere unserer Erde.

Was heißt das für mich? Ich habe neue Beweise, dass ich den richtigen Weg eingeschlagen habe. Unser Körper ist für die Ernährung mit Obst, Gemüse und Pflanzen gemacht. Prima! Aber was macht der Gorilla gegen den Hunger? Er frisst allein die Pflanzen, die ihn satt und zufrieden machen. Und schon fällt mir eine Frage ein, die mir fast jeder spontan stellt, wenn ich sage, dass ich Veganerin bin: »Kann man denn ganz ohne tierisches Eiweiß leben?«

ABSTECHER IN DIE ERNÄHRUNGSPHYSIOLOGIE

Fangen wir von vorne an: Was sind Proteine? Proteine, auch Eiweiße genannt, sind die wichtigsten Baustoffe des menschlichen Körpers. Sie sind die Ursubstanz jeder einzelnen Zelle. Etwa 50.000 bis 100.000 verschiedene Proteine finden sich im menschlichen Körper. Aus ihnen besteht ein Großteil unserer Zellen, Muskeln und unseres Gewebes. Sie beeinflussen alle Körperfunktionen, sind Brennstofflieferanten und versorgen den Körper mit Energie. Grundbausteine der Proteine sind Aminosäuren, organische Verbindungsketten.

Zehn der zwanzig bekannten Aminosäuren kann der Körper selbst herstellen. Die anderen zehn müssen mit der Nahrung aufgenommen werden; hier spricht man von essenziellen Aminosäuren. Zwei dieser zehn Aminosäuren werden als semiessenziell bezeichnet, weil sie nur in bestimmten Lebenssituationen essenziell sind, wie zum Beispiel während der Wachstumsphase oder bei Krankheit.

Nun wird als Argument gegen eine vegane Ernährungsweise immer wieder aufgeführt, dass nur tierisches Protein diese essenziellen Aminosäuren enthält und es sich somit um ein »komplettes« Protein handelt. Dies ist richtig, aber oft wird vergessen, dass tierisches Protein außerdem große Mengen ungesunde Fette, Cholesterin, Hormone, Antibiotika und andere negative Substanzen wie etwa schädliche Bakterien enthält. Zudem ist es gar nicht nötig, alle essenziellen Aminosäuren aus einer Proteinquelle zu gewinnen. Unser Körper kann die Aminosäuren über 24 Stunden speichern. Somit sucht er sich aus allen Lebensmitteln die Aminosäuren zusammen und baut sich daraus die für ihn optimale Proteinstruktur. Denn man darf nicht vergessen, dass wir im Vergleich zum Tier unterschiedlich »gebaute« Proteine brauchen.

DIE TOP TEN UNTER DEN AMINOSÄURELIEFERANTEN

Die acht essenziellen Aminosäuren finden sich reichlich in folgenden pflanzlichen Lebensmitteln: Früchte, Gemüse, Samen, Sprossen und Nüsse. Die besten pflanzlichen Quellen dafür sind:

- Mandeln (1 Handvoll = 9 Gramm Proteine)
- Hanfsamen (3 Löffel = 15 Gramm Proteine)
- allgemein Nüsse und Samen
- Spinat
- Kohl
- Brokkoli
- Rosenkohl
- Blumenkohl
- Kürbis
- Spargel (grüner Spargel schmeckt roh wunderbar)

Wenn wir genügend dieser Nahrungsmittel essen, werden wir problemlos alle acht essenziellen Aminosäuren aufnehmen.

Über den Ernährungsgewohnheiten des Gorillas fallen mir die Augen zu. Ich schlafe ein. Zum Frühstück genieße ich meinen Obstsalat, raffiniert aufgepeppt und gesüßt mit Agavendicksaft, ein paar

Walnüssen und Leinsamen. Zeit für ein Fazit: Ich bin nun seit fast fünf Wochen Rohköstlerin, fühle mich überwiegend mies, habe noch einmal drei Kilo zugenommen, einen sichtbar aufgeblähten Bauch, immer Hunger und ein leeres Konto. Aber ich gebe nicht auf! Die Wette gilt.

POPCORN IM KINO – ICH KANN NICHT WIDERSTEHEN

Um meine Laune etwas aufzupeppen, brauche ich Abwechslung. Ich will einfach wieder am normalen Leben teilnehmen. Ich habe Lust auf Kino und rufe Caro an. Sie kommt mit. Heute Abend, um zwanzig Uhr. »Wollen wir uns gleich beim Kino treffen?«, fragt Caro knapp und ich versuche auch nicht, sie noch in ein Gespräch zu verwickeln. Ich bin froh, dass sie mich nicht über meinen »Rohkost-Status« ausfragt. Ich würde sonst wahrscheinlich in einen stundenlangen Monolog über meine Beschwerden verfallen. Aber ich will keine Schwäche zeigen. »Nein Kriss, du hast dir das selbst einge-

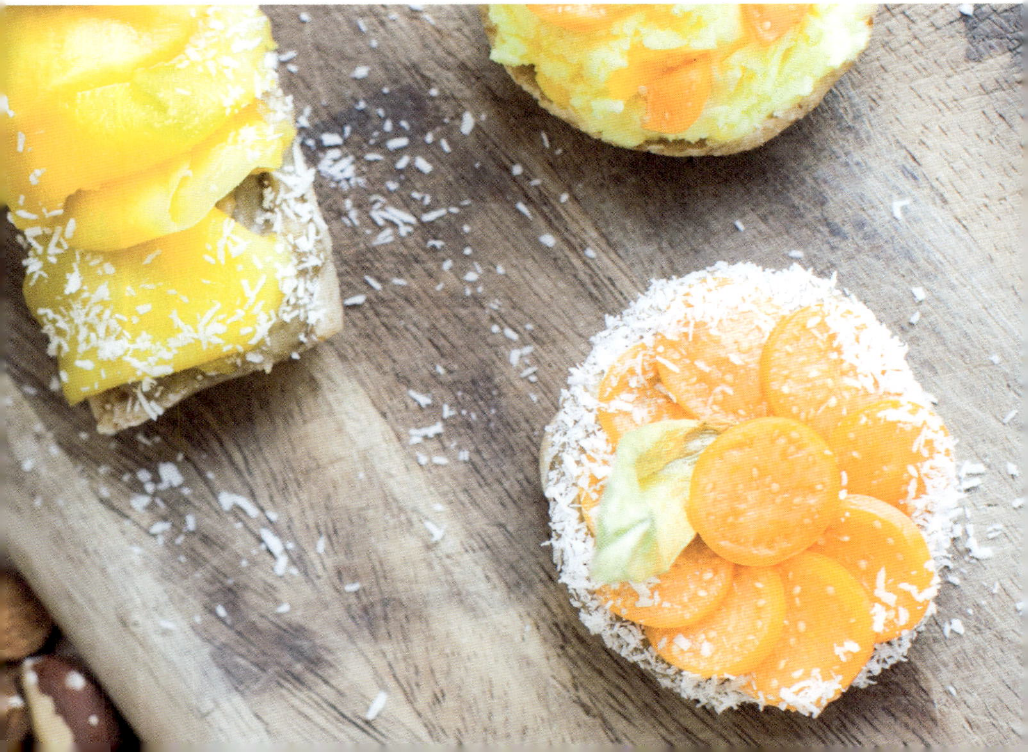

brockt und du ziehst das jetzt durch!«, motiviere ich mich selbst.

Mit einer großen Tüte Weintrauben, meinem neu erkorenen Kinosnack, stehe ich abends im Foyer des Cineplex und kann meine liebe Freundin schon an der Kasse warten sehen. »Du kannst schon mal Popcorn und etwas zu trinken holen«, ruft sie mir lachend zu. Ich stutze. Hat sie vergessen, dass ich Rohköstlerin bin? Im Moment sicher nicht die überzeugteste, aber egal.

Hier muss man wissen: Caro und ich haben eine jahrelange Kinokultur. Am Kinosamstag schalten wir immer unser Bewusstsein für gesunde Nahrung aus und gönnen uns jede eine Tüte Popcorn. Vollgepackt mit zwei Maxitüten setzen wir uns in die hinteren Reihen und langen kräftig zu. Dabei beschweren wir uns während der Werbe- und Vorlaufzeit über unsere Arbeit, unsere Männer oder Flirts, das Wetter oder den allgemeinen Zustand der Welt und mampfen fleißig vor uns hin. Ich liebe Popcorn, besonders an Samstagen wie diesem! »Zweimal XXL«, höre ich mich zur Bedienung sagen und schließe vor Scham kurz die Augen. »Es sieht niemand, es sieht niemand und Caro hält notfalls dicht«, dröhnt es in meinem Kopf.

»Danke dir. Wir sind in Kino sechs.« Caro steht schon hinter mir, begrüßt mich mit einem Küsschen und nimmt mir eine XXL-Popcorn-Tüte aus der Hand. »Komm jetzt«, sagt sie unruhig und zupft mich am Ärmel meines Blazers. »Los, sonst verpassen wir die Vorschau zum Reden.« Ich triumphiere innerlich. Keine Vorhaltungen! Keine neckenden Kommentare! Sie hat es vermutlich einfach vergessen. Hurra!

»Ich weiß, dass das keine Rohkost ist. Aber es ist mir egal. Verdammt noch mal, ich habe Hunger!«

Und Caro sprudelt schon beim Gehen los. Es geht um Sebastian, ihren Freund, mit dem sie mal wieder in einer Beziehungskrise steckt. Um den Job, mit dem sie gerade auf Kriegsfuß steht, und diese hinreißend schöne Handtasche, die sie in unserer Lieblingsboutique auf der Frankfurter Zeil entdeckt hat. Und während sie plaudernd auf den Kinosessel rutscht, greife ich in meine Popcorntüte. Ja, ich weiß, dass das keine Rohkost ist.

Aber es ist mir egal. Verdammt noch mal, ich habe Hunger! Und es ist das beste Popcorn, das ich jemals gegessen habe. Es schmeckt himmlisch. Wahnsinn! Aufgepoppte leere Kohlenhydrate, getränkt in Industriezucker – es gibt nichts, was ich jetzt lieber essen würde!

ENDLICH SATT – UND DOCH ERTAPPT

»Was sagst du dazu?«, reißt mich Caro aus meinem Wohlfühlschauer. Ich sehe sie vermutlich glückstrunken an und sie hat bestimmt gemerkt, dass ich überhaupt nicht zugehört habe, dafür aber gleich wieder in meine Tüte greife. Zum Glück redet Caro weiter. »Und ganz ehrlich, dann muss man sich doch echt manchmal fragen, ob es noch normale Menschen auf diesem Planeten gibt.« Ah! Ich finde den Gesprächsfaden wieder. Wir sind bei unseren Arbeitskollegen. Doch sobald ich wieder in den Genuss des karamellisierten Zuckergusses komme, verliere ich den Faden erneut. Längst lutsche ich die Popcornbällchen nicht mehr, sondern zermahle sie mit meinen Zähnen. Es fühlt sich so gut an in meinem Magen. Schon nach zehn Minuten habe ich das Gefühl, endlich wieder satt zu sein. Gut, ich spüre auch, wie die Übelkeit in mir hochkommt. Aber ich nehme es in Kauf. Ich will nur einfach keinen Hunger mehr haben.

»Und Süße, dass du gerade wie ein verhungerter Orang-Utan händeweise Popcorn in dich hineinstopfst und dies nun wirklich absolut nicht roh ist, ignoriere ich einfach, okay?« Bingo! Das hat gesessen. Ohne mich anzusehen, hat mich Caro wieder an meine Rohkost-Existenz erinnert. Sie hat mich ertappt. Das Licht im Kinosaal geht aus, der Film beginnt. Orang-Utan? Woher weiß denn Caro von der Affentheorie? Oder war das nur Zufall? Ich weigere mich, mir weiter Gedanken darüber zu machen. Caros Kommentar habe ich nicht gehört. Es schmeckt einfach zu gut.

DIE KLEINE SÜNDE WIRD TEUER BEZAHLT

Zu dem Zeitpunkt ahne ich nicht, dass ich diese Nacht mit stärkeren Magenkrämpfen als je zuvor wahlweise zwischen Bett und Badezimmer verbringen werde. Ich habe eindeutig etwas gegessen, das mein Körper nicht mehr verträgt. Wochenlang habe ich keine getreideähnlichen Produkte zu mir genommen, nichts Gekochtes oder Erhitztes und definitiv nichts von beidem, das zusätzlich noch in Zuckermassen eingelegt wurde. Mein Körper ist jetzt natürlich vollkommen überfordert von der Mischung aus leeren Kohlenhydraten und Industriezucker in so gewaltigen Mengen. Ich darf mich nicht wundern.

WICHTIG: Aminosäuren sind sehr empfindlich. Da die meisten, und vor allem die tierischen Proteine, gekocht oder erhitzt werden, werden die enthaltenen Aminosäuren denaturiert, was sie für unseren Körper nahezu unverwertbar macht.

WAS ICH GELERNT HABE:

- unsere evolutorischen Voraussetzungen zeigen uns, was wir essen sollten und was nicht
- wir brauchen keine Proteine, sondern Aminosäuren
- unser Körper kann tierisches Protein nicht gut verarbeiten
- je länger ein Nahrungsmittel im Körper bleibt, desto mehr Schaden kann es anrichten
- falsche Ernährung äußert sich in Heißhungerattacken: wenn der Körper nicht genügend Vitamine und Nährstoffe bekommt, wird er ungeduldig und fordert Nahrung, egal welche
- unser Körper braucht keine kompletten Proteine, sondern lediglich alle acht essenziellen Aminosäuren, die er über einen Zeitraum von 24 Stunden aus den unterschiedlichen Nahrungsmitteln speichert und zu einem vollständigen, für ihn verwertbaren Protein zusammensetzt

Rohkost ist schlecht!

Ich bin stolz auf mich. Nach meiner Nahtod-Erfahrung durch exzessiven Popcornkonsum habe ich meine Lektion gelernt. Ich verzichte auf folgenschwere Ausrutscher bei Kinobesuchen und ernähre mich konsequent roh. Doch das Ergebnis ist trotzdem alles andere als positiv. Denn mittlerweile habe ich nicht nur ständig peinliche Blähungen. Ich fühle mich auch nie wirklich gut. Konkret: Ich bin immer schlapp, lustlos, erschöpft. So als hätte ich gerade eine Grippe hinter mir oder wäre einen Marathon gelaufen. Dazu plagen mich bohrende migräneähnliche Kopfschmerzen, Schwindelgefühle und meine Haut ist am ganzen Körper unrein. Heute früh entdecke ich zu allem Überfluss auch noch drei ausgewachsene Eiterpickel in meinem Gesicht. Das letzte Mal sah ich wohl vor fünfzehn Jahren so aus, damals, in der 7b des Elisabeth-Gymnasiums in Marburg.

MEINE ENTGIFTUNG SIEHT MAN MIR AN

»Caro, was macht man denn in unserem Alter gegen Pickel?«, frage ich morgens um halb sieben meine Freundin am Telefon, »ich kann doch unmöglich so zur Arbeit gehen.«

»Wieso? Du hast doch nie Pickel?«, fragt mich Caro verdutzt und es dauert ein bisschen, bis ich ihr klar machen kann, dass sich unter der Haut sogar großflächige Unreinheiten abzeichnen. Eindeutig Vorboten weiterer dicker Eiterpickel.

Während ich nervös mit drei verschiedenen Make-ups und Abdeckprodukten Rettungsversuche unternehme, hat meine geliebte

Freundin die entscheidende Antwort: »Das wirst du wohl eine Zeit lang so hinnehmen müssen. Das sind bestimmt Entgiftungserscheinungen. Ich weiß das von einer Freundin, die eine Heilfastenkur gemacht hat. Sie hatte auch das Pickelproblem. Hast du auch eine stark belegte Zunge?«

»Ja«, antworte ich kleinlaut.

»Und wie ist es mit Kopfschmerzen, Schwindelgefühlen und Schlappheit?«, analysiert Dr. Caro weiter und meint nach meinen weiteren Jas sofort: »Na siehst du, dann liegt das an der Entgiftung durch deine Rohkost-Geschichte.«

Rohkost-Geschichte – na bravo, das klingt ja nicht gerade anerkennend. Niemand nimmt mich ernst, alle belächeln mich. Sogar meine Freundin.

Jetzt verzichte ich schon seit Wochen auf alles, was mir schmeckt, quäle mich mit Dauerhunger durch die Tage, werde verspottet und entwickle mich äußerlich zu einer schrägen Mischung aus pubertierendem Teenager und gebrechlicher Uroma. Wunderbar, das wird ja immer besser.

ICH FÜHLE MICH KRANK UND FERTIG ...

Ich gehe zugekleistert wie in meinen schlimmsten Jugend-Pickel-Tagen ins Büro und bin nur froh, dass diese Woche keine wichtigen Termine anstehen. Denn Caros Prophezeiung wird wahr und in den kommenden Tage sprießen die Pickel immer ungebremster. Ich fühle mich entstellt, vollkommen verunsichert und absolut hilflos. Denn obwohl ich mich mit reichlich Anti-Pickel-Stiften, Cremes und Pads eingedeckt habe – es hilft nichts. Ich sehe aus wie der berüchtigte Streuselkuchen.

Für eine Frau in meinem Alter, die im Vertrieb arbeitet und reichlich Kundenkontakte hat, eine Katastrophe. Ich gehe nicht mehr selbstbewusst und lächelnd durch das Leben, sondern immer mit leicht nach unten geneigtem Kopf, und versuche, den größten Teil meines Gesichts hinter einem Schal, einem Tuch oder einem Jackenkragen zu verstecken. Furchtbar!

Zu allem Unglück mailt mir jetzt auch ausgerechnet der zauberhafte Jurist Jean, den ich vor einigen Wochen auf einem Seminar in Paris kennengelernt habe. Ich sehe ihn noch genau vor mir: groß, dunkle Locken und das charmanteste Lächeln, an das ich mich erinnern kann. Er ist in Frankfurt und fragt, ob wir uns treffen können. Neiinnnnn! So gehe ich garantiert zu keinem Date. Jean würde die Stadt danach fluchtartig verlassen.

… UND MEINE REIZSCHWELLE IST BEDENKLICH NIEDRIG

Denn ich habe mich in den letzten Wochen zu einer richtigen Kratzbürste entwickelt. Das liegt an den quälenden Kopfschmerz-Attacken, unter denen ich seit einiger Zeit leide. Ein über Stunden anhaltender Dauerschmerz, der die Reizschwelle sehr, sehr stark senkt. Obwohl ich glaube, mich gut zusammenzureißen, mehren sich die Zeichen, dass mein Umfeld das mitbekommt.

»Wie lange hast du denn nun schon deine Rohkost-Zickereien? Du bist ja unerträglich!«, neckt mich mein Kollege beim Mittagessen. Ich verstehe ihn. Ich picke gelangweilt in meinem Salat herum und wenn mich jemand anspricht, gucke ich nur genervt. Ich habe eben immer diese furchtbaren Kopfschmerzen. Dieser Dauerschmerz, der fast hysterisch macht.

KANN ES GESUND SEIN SICH SO ZU QUÄLEN?

»Ich weiß, das tut mir leid. Aber es geht mir nicht gut!«, murmele ich und bei jedem Satz brummt mein Schädel noch etwas mehr.

»Was ist denn?«, fragt er besorgt. Doch ich will kein Mitleid und auch nichts erklären. Ich will nur meine Ruhe. Das scheint keiner zu begreifen. Okay, im Job erwarte ich das auch nicht. Da reiße ich mich zusammen, basta. Der Kunde ist König, und zwar immer. Das habe ich verinnerlicht. Aber privat will ich am liebsten gar nicht angesprochen werden. Und so reagiere ich auch.

»Mom, ich will jetzt nicht reden«, sage ich genervt, als meine Mutter mich abends bestimmt schon zum zehnten Mal anruft und ich gerade die schwere Einkaufstüten in die S-Bahn manövriere. Ich habe heute den Wagen in der Firma stehenlassen. Ich fahre mit der Bahn, dann komme ich auf dem Heimweg noch ein bisschen an die frische Luft.

»Was ist denn mit dir schon wieder los?«, fragt sie verwirrt. »Ich will einfach nur mal wieder ein Lebenszeichen von meinem Kind hören.« Ich verdrehe die Augen, versuche aber wenigstens drei halbwegs freundliche Sätze herauszubringen, die allerdings alle mit »hmh« und »mal sehen« beginnen.

NICHT EINMAL MEINE MUTTER HÄLT MICH NOCH AUS

Meine Mutter schaltet auf stur. Sie will meine Einsilbigkeit nicht wahrnehmen. Das macht sie immer, wenn sie sich Sorgen macht. Dann bohrt sie scheinbar beiläufig so lange nach, bis sie weiß, was sie wissen will: wie es ihrer Tochter geht.

»Willst du nicht am Wochenende kommen und mit uns ins Alex gehen? Die haben leckere Tapaswochen. Kommst du mit?«, flötet sie weiter ins Telefon.

»Nein«, zische ich viel zu ungehalten, »ich kann keinen Salat mehr sehen und der schmeckt da sowieso nicht.«

»Ach komm schon«, lässt Mama nicht locker. Und dann wird sie barsch: »Mensch Kind, fang endlich wieder an, etwas Richtiges zu essen. Du bist ja unerträglich.« Aus! Sie hat aufgelegt. Das ist ein untrügliches Zeichen. Wenn schon Mütter die Nase voll haben, hat man eindeutig überzogen. Denn normalerweise sind sie schmerzfrei, was die Launen ihrer Kinder angeht.

MIT PRO UND CONTRA GEGEN DIE ZWEIFEL

Ich muss etwas ändern. Denn so kann es unmöglich weitergehen. Lohnt sich das alles? Gehe ich mit meinem Wunsch, mich optimal zu ernähren, schlichtweg zu weit? Quäle ich mich völlig umsonst?

Ich schnappe mir ein Blatt Papier und einen Stift und ziehe knapp drei Monate nach dem Start meines Rohkost-Abenteuers ein Fazit. Wie, das habe ich schon als Kind gelernt. Ich notiere mir die Vor- und Nachteile und wäge danach ab.

Folgende Symptome machen mir zu schaffen:

- Kopfschmerzen, die abwechselnd stechend oder hämmernd sind
- Schwindelgefühl beim Aufstehen und bei zu schnellen Bewegungen
- nächtliche Magenkrämpfe und ständige Blähungen
- generelle Schlappheit und andauernde Müdigkeit
- Gereiztheit und gesteigerte Aggressivität
- Pickel, »körnige« Haut im Gesicht, am Rücken und an den Armen
- Augenringe und fahler Gesichtsausdruck

Und das erwarte ich:

- Gesundheit
- mehr Energie
- erhöhte geistige Klarheit
- weniger Verlangen nach ungesundem Essen und Süßem
- mehr Genuss bei frischem und gesundem Essen
- andere Einstellung dem Essen gegenüber
- keine Fressattacken mehr
- klarere Augen und bessere Sehkraft
- reine und strahlende Haut
- besseres Allgemeinbefinden
- Gewichtsverlust

HILFE BEI DER ENTGIFTUNG

Wie soll ich denn vernünftig weitermachen? Ich brauche eindeutig Hilfe und rufe einen bekannten Heilpraktiker an, der sich in Frankfurt auf das Thema Entgiftung spezialisiert hat. Er muss mir einen Rat geben.

Wie reinigt sich der Körper?

Versucht man, die Auslöser von Krankheiten zusammenzufassen, scheint ein übersäuerter Körper, der saure Abfallprodukte freisetzt und unsere Abwehrkräfte beeinflusst, die Ursache allen Übels zu sein. Durch diese Übersäuerung, durch zu viele Milchprodukte oder generell künstlich verarbeitete oder haltbar gemachte Nahrungsmittel, wird unser Körper zu einem fruchtbaren Boden für Krankheiten, schädliche Bakterien und Keime. Alle Beschwerden sind Symptome dieser Übersäuerung, aber nicht die Ursache. Um die Ursache zu bekämpfen, müssen wir unseren inneren Arzt reaktivieren und die richtige Nahrung zuführen.

Viele Studien und Untersuchungen im Hippocrates Health Institute und anderen führenden Instituten alternativer Medizin zeigten, dass sich bei Patienten, die sich von einer rohen Diät ernährten, nahezu alle gängigen Krankheitssymptome verbessern oder diese sogar vollständig verschwinden.

Zwei Tage später sitze ich in seiner winzigen Praxis im Frankfurter Nordend. Ich muss ihm nicht viel erklären. Mein Heilpraktiker ernährt sich auch roh und erklärt mir mit wenigen Sätzen, was gerade mit mir passiert.

»Der Körper kann nicht alles abbauen, was er durch Nahrung und Medikamente aufnimmt«, erzählt er und skizziert auf einem Blatt Papier eine Darmwand und darauf dunkle Schatten. »Besonders bei der Umsetzung gekochter Nahrung und chemischer Substanzen bilden sich Rückstände der unverdauten Nahrung, sogenannte Schlacken. Sie behindern unseren Organismus bei der täglichen Arbeit.«

MEIN ENERGIE-PLUS GEHT ERSTMAL IN DIE ENTGIFTUNG

Beim Stichwort Schlacken horche ich auf. Sind das die Schatten? Der Heilpraktiker ahnt, was ich denke. »Ja ja, ich weiß«, sagt er etwas ungehalten, »bei Schulmedizinern sind die Schlacken umstritten. Aber das klammere ich hier einfach aus. Für mich gibt es sie.« Und dann sieht er wieder auf seine Zeichnung und fährt fort.

»Am problematischsten sind Schlacken, die aus tierischem Protein, also von Milchprodukten, Fisch und Fleisch in Teilen unserer Zellen zurückbleiben und sich in ihnen ablagern. Sie legen sich in der interzellularen, also der zellinneren Flüssigkeit ab.

Dort stören sie den Stoffwechsel in den Zellen und können sogar lebensbedrohliche Folgen haben, wenn sie nicht durch das Lymphsystem – das für die Entgiftung unseres Körpers zuständig

Typische Symptome der Entgiftung sind:

- Kopfschmerzen
- Halsschmerzen
- Erschöpfung
- Hautausschläge oder Akne
- Schwindel
- Blähungen

Es kann sogar sein, dass man sich aufgebläht fühlt und etwas an Gewicht zunimmt, da der Körper den übersäuerten »Mist« erst lösen muss und dafür Wasser einbehält, um ihn zu neutralisieren. Diese Symptome sind in den ersten Wochen am stärksten, verschwinden aber komplett, wenn der Körper seinen Reinigungsprozess fortsetzen kann.

ist – aus den Zellen gebracht werden. Dieser Vorgang, wenn sich die Schlacken lösen und abtransportiert werden, heißt Entschlackung, der aber nur dann problemlos funktioniert, wenn der Körper z. B. nicht durch neue Proteine belastet wird.«

DETOX LIEGT IM TREND

Ich höre, dass die Begriffe Entschlackung und Entgiftung in der Literatur deckungsgleich verwendet werden, neuerdings aber gern die englische Bezeichnung »Detox« genutzt wird. Es gibt einen regelrechten Trend. In Zeitschriften und Büchern werden ständig neue Hinweise zum »detoxen« gegeben. »Eine Modebewegung«, meint der Heilpraktiker lächelnd. »Aber es ist gut, dass endlich darüber gesprochen wird. Denn es ist wichtig zu wissen, dass der Prozess dahinter absolut notwendig für ein gesundes Leben ist und einen wichtigen Teil jeder Ernährungsumstellung darstellt.«

»Je stärker die Entgiftung, desto belastender ist der Entgiftungsprozess.«

Und je stärker die Entgiftung ist, also je mehr Schlacken sich in den Zellen befinden und je mehr Rückstände ungesunder Lebensmittel und chemischer Substanzen der Körper entfernen muss, desto belastender ist auch der Entgiftungsprozess.

Meine Müdigkeit und Schlappheit lässt sich also damit erklären, dass der Körper einen Teil der vorhandenen Energie dazu nutzt, diese Schlacken auszuscheiden und den Körper zu reinigen. Bis jetzt klingt das logisch.

EIN LANGSAMER ENTGIFTUNGSPROZESS IST ANGENEHMER...

»Aber was ist mit meinen Blähungen?«, frage ich leise und muss mich schon überwinden, die Frage überhaupt zu stellen.

»Ganz natürlich«, meint mein Heilpraktiker, »Obst reinigt. Dadurch entstehen Gasansammlungen und somit Blähungen. Die werden alle verschwinden.«

Wenn am Anfang die Entgiftungserscheinungen sehr stark sind, liegt das daran, dass der Körper durch die gesunde Ernährung plötzlich mehr Energie zur Verfügung hat und diese nutzen möchte, um die toxischen Schlacken schnellstmöglich aus dem Körper zu befördern. Merkt der Körper jedoch, dass diese Energie dauerhaft zur Verfügung steht, läuft der Entgiftungsprozess auch langsamer ab und alles pendelt sich ein.

RÜCKFALL SCHEINT VERFÜHRERISCH

Viele Menschen machen nun den Fehler, einfach wieder normal zu essen und fühlen sich schnell besser. Ergebnis: Sie denken, die alte Ernährung sei viel günstiger für sie. Doch vor diesem Fehler sollte man sich hüten.

Ein Rückfall in die alten Nahrungsgewohnheiten führt lediglich dazu, dass der Entgiftungsprozess gestoppt wird. Dadurch fühlt man sich zwar kurzfristig wieder etwas besser, schadet sich aber langfristig.

GEKOCHTE KOST IST KALORIEN-KONZENTRIERT

»Aber warum habe ich Kopfschmerzen und Schwindel?«, frage ich weiter. Der Heilpraktiker nickt wissend. »Schreiben Sie doch einmal auf, was Sie am Tag essen?«, bittet er mich. Ich mache mir kurz Gedanken, dann fasse ich meine Tagesration auf einem Zettel für ihn zusammen:

- 4 Bananen
- 1 Mango
- 2 Äpfel
- 1 Glas Orangensaft
- 1 Handvoll Eisbergsalat
- 3 Strauchtomaten
- ½ Gurke
- 250 Gramm Champignons
- 2 EL Olivenöl
- 2 Tassen Kaffee
- jede Menge Nüsse, Datteln und Trockenfrüchte

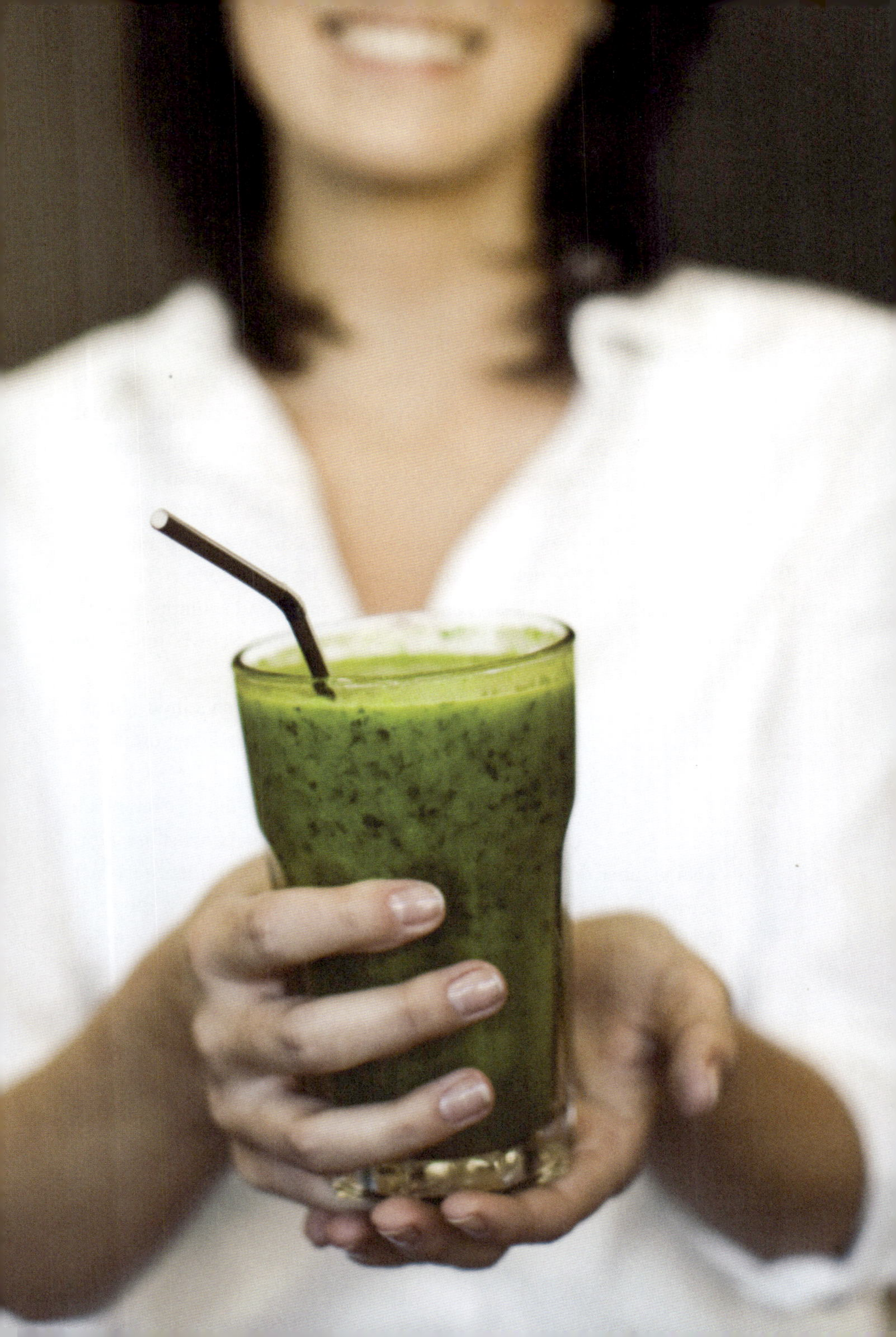

Er ruft auf seinem Notebook eine Kalorientabelle auf und rechnet. »Das macht etwa 997,3 Kalorien. Nun ja, das ist wirklich zu wenig«, meint er und dann rechnet er mir nach ein paar Fragen zu meiner Körpergröße, meinem Gewicht, dem Alter und meinem alltäglichen Aktivitätslevel vor, was mein Körper haben muss, um gut zu funktionieren.

MEIN GRUNDUMSATZ WAR NICHT GEDECKT

»Sie brauchen mindestens 1.300 Kalorien, um die grundlegenden Körperfunktionen aufrechterhalten zu können. Durch die tägliche Aktivität – Sie sitzen viel und machen wenig Sport – brauchen Sie insgesamt circa zweitausend Kalorien. Das ist schon sehr wenig. Als Rohköstler sollen Frauen pauschal gesagt mindestens 2.500 Kalorien zu sich nehmen. Sie nehmen also viel zu wenig Nährstoffe zu sich und sind deswegen immer so müde und schlapp. Das erklärt die Kopfschmerzen und den Schwindel – alles Folgen einer Mangelernährung.«

Ich höre seine Stimme wie durch einen Wattebausch. So geht es mir in den letzten Tagen oft, wenn ich mich konzentrieren muss.

»Ich höre seine Stimme wie durch einen Wattebausch. So geht es mir in den letzten Tagen oft, wenn ich mich konzentrieren muss.«

»Aber ich esse doch den ganzen Tag«, reagiere ich ein bisschen zeitverzögert. Seine Antwort ist klar: »Na ja, aber doch nur Salat und Obst. Die Nährstoffdichte ist hier sehr hoch, aber die Kalorienmenge gering. Sie brauchen die dreifache Menge an Rohkost als an normaler Kost, um auf die nötige Kalorienzahl zu kommen. Gekochte Nahrung besitzt konzentrierte Kalorien, rohe durch den hohen Wassergehalt nicht.«

JETZT GEHT ES LOS: ECHTE ROHKOST-GERICHTE

Ich verstehe! Ich muss anfangen, richtiges Rohkost-Essen zu mir zu nehmen und nicht nur alles Gekochte wegzulassen. Den ganzen Tag nur Salat essen und dazu Nüsse und Trockenobst snacken reicht eben nicht.

Ich habe also wieder etwas falsch gemacht. Statt mit Salat zu hungern und mich danach mit »Ersatzessen« vollzustopfen, hätte ich roh schlemmen können. Als ich gehe, male ich mir schon leckere Gerichte aus. Ich will jetzt richtig essen. Niemand kann nur an einer Möhre knabbern. Ich nehme mir fest vor, mir künftig die Rohkost von ihrer leckeren Seite anzusehen, und fange gleich heute damit an. Ich werde mir etwas Feines zaubern. Ein liebevoll komponiertes Rohkost-Gericht. Am Abend suche ich im Internet nach Inspiration. Mir gefällt die Rohkost-Lasagne.

WAS ICH GELERNT HABE:

- Entgiftungserscheinungen gehören zur Ernährungsumstellung
- je mehr Giftstoffe der Körper in sich trägt, desto stärker und länger sind die Entgiftungserscheinungen
- je gesünder die Ernährungsumstellung ist, desto schlimmer sind die Entgiftungserscheinungen
- Entgiftungserscheinungen sind normal und ein Zeichen dafür, dass unser »innerer Arzt« seine Arbeit aufnimmt
- Entgiftungserscheinungen gehen vorbei!

Rohkost-Lasagne

2 große Zucchini
frische Cocktailtomaten
getrocknete Tomaten, leicht gesalzen
Sonnenblumenkerne
Olivenöl
Champignons
Balsamico-Essig
Kräutersalz
frischer Baby-Blattspinat
1 Avocado, essreif

Ich schütte etwa vier Esslöffel Sonnenblumenkerne in eine Tasse und lasse sie in lauwarmem Leitungswasser einweichen. Dann schneide ich die Champignons in Scheiben und lege sie in einer Mischung aus Balsamico-Essig, Olivenöl und Wasser ein.
Mit dem Küchenhobel schneide ich die halbierten Zucchini in dicke, lasagneähnliche Platten. Werden sie an den Rändern zu dünn, dann schnipple ich daraus kleine Würfel und packe sie zusammen mit dem gezupften Blattspinat in die Küchenmaschine. Außerdem kommen noch getrocknete Tomaten, die eingeweichten Sonnenblumenkerne und eine halbe Avocado dazu. Alles wird gut gemischt, bis eine dicke Masse entsteht. Ich würze mit Kräutersalz nach.
Jetzt schneide ich die Tomaten in dünne Scheiben und nehme noch etwas Avocado zur Hand.
Auf einem großen Teller beginne ich mit der untersten Schicht Zucchini, lege darauf eine dicke Schicht der Spinat-Sonnenblumenkern-Paste, einige Champignons und frische Tomaten, dann wieder eine Schicht Zucchini. Das ganze wiederhole ich, garniere mit Avocadostücken und streue Sonnenblumenkerne darüber. Et voilà!

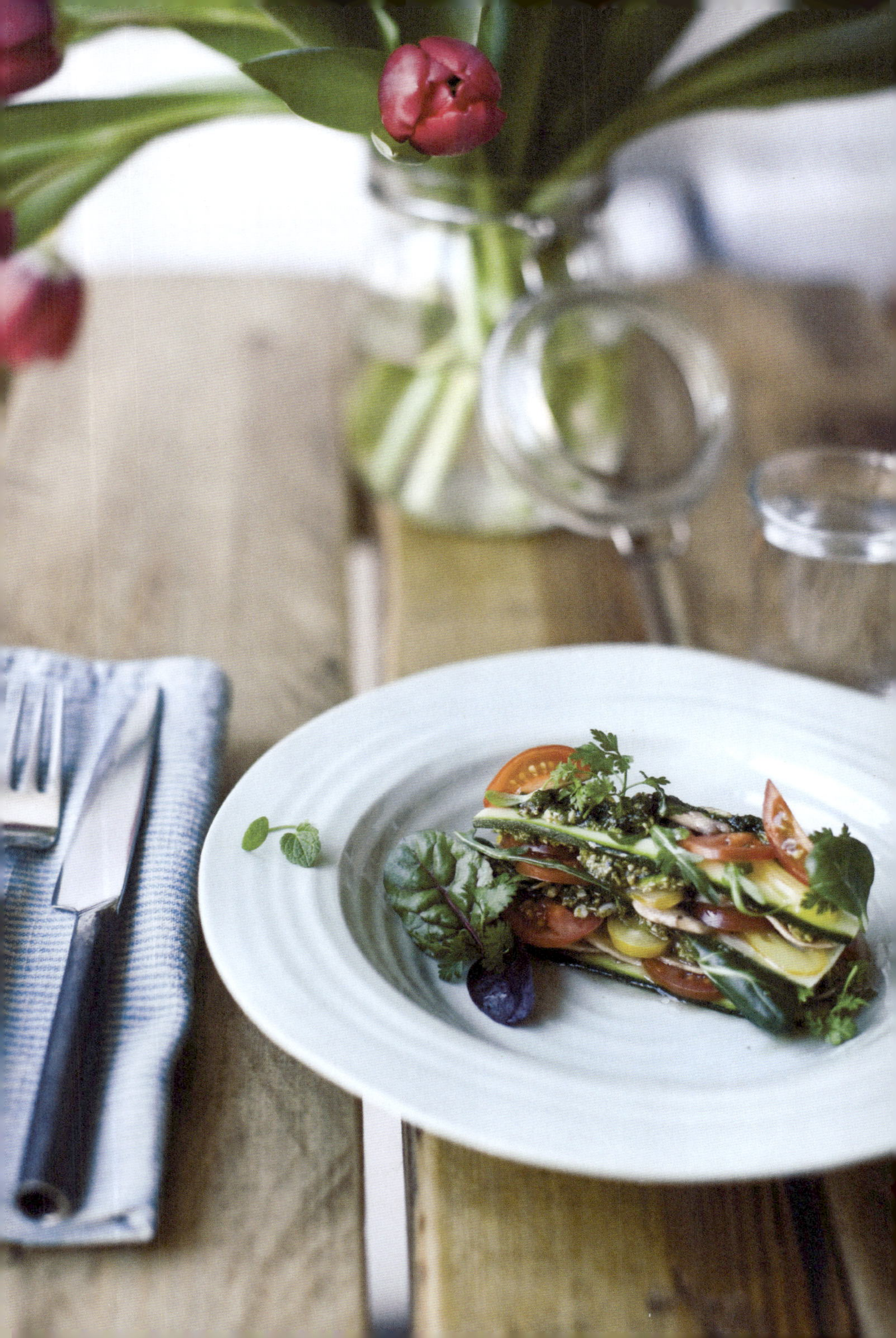

Aufhören oder weitermachen?

»Kommst du heute Abend mit? Wir treffen uns alle im ›Gibson‹. Dort gibt's Live-Musik.« Meine Freundin Nina ist am Telefon. Ich bin im Auto auf dem Weg nach Hause. Es ist Freitagabend und die Autobahn ist wie immer um diese Zeit supervoll.

»Ich fahre noch circa eine halbe Stunde. Dann bin ich zu Hause und melde mich bei dir«, sage ich zu Nina.

Ich will Zeit gewinnen. Klar wäre Ausgehen wirklich mal wieder schön. Aber ich traue mich kaum unter die Leute. Die Pickelchen sind zum Glück verschwunden. Meine Kleider sitzen aber nach wie vor wie eine Wurstpelle, denn ich habe weiter zugenommen.

»Du spinnst. Du siehst super aus«, meinen meine beiden Freundinnen immer, wenn ich ihnen meinen Kilofrust klage. Sie sind so lieb. Und Fabian, mein Exfreund, sagte bei unserem letzten zufälligen Wiedersehen, dass ich eine super Figur hätte.

WAS TRINKT EIN ROHKÖSTLER BEIM AUSGEHEN?

Glitzerlicht, mal wieder richtig tanzen, schicke Leute, das wär's schon. Dazu einen leckeren Cocktail. Huch, geht das überhaupt? Was trinke ich denn als Rohköstlerin, wenn ich abends ausgehe? Die meisten Cocktails kommen für mich ja nicht infrage, denn sie enthalten Alkohol, der gebrannt wurde.

Alkoholfreie Cocktails gehen auch nicht, weil sie in der Regel mit Sirup gemixt werden. Bleibt nur Fruchtsaft, aber den gibt es in einer Bar selten frisch gepresst. Die anderen Säfte sind aus Haltbarkeitsgründen erhitzt und fallen weg. Was nun? Rotwein geht. Der ist roh. Aber ich mag keinen Wein. Also bleibt nur Wasser. Das ist sowieso am gesündesten. Aber was sage ich nun Nina?

Äußerlich könnte mich das dehnbare schwarze Stretchkleid retten. Das mogelt glatt zwei Größen weg. Aber innerlich fühle ich mich nicht fit für den großen Auftritt. Ich bin nach wie vor zu gereizt, zu zickig. Es reicht schon, wenn ich im Job präsent sein und mehr als zehn Stunden täglich funktionieren muss. Aber nach zwanzig Uhr will ich niemanden mehr sehen. Dann bin ich am liebsten allein auf meinem Sofa.

GEFÜHLTE KILOMETER VON DER NORMALITÄT ENTFERNT

Verdammt! Auch dieser Monat scheint nicht die große Wohlfühlwende zu bringen, die mir der Heilpraktiker prophezeit hat. Zwar halte ich es mittlerweile recht locker durch, mich konsequent roh zu ernähren, aber wo ist bitte der »Ich-könnte-jetzt-Bäume-ausreißen-Schrei«? Die erhöhte Kalorienzufuhr hat nicht wirklich geholfen. Ich bin immer noch viel zu müde! Und ich habe neuerdings Heißhunger auf rohen Fisch. Mittags stürme ich die Sushi-Restaurants in meiner Nähe und abends plündere ich auf dem Nachhauseweg im Supermarkt das Räucherlachs-Regal. Stutzig macht mich, dass ich eigentlich keinen Fisch mag. Was ist bloß los?

> »Heißhunger auf Fisch – vermutlich fehlen mir wichtige Fettsäuren.«

Vermutlich fehlen mir wichtige Fettsäuren. Aber eigentlich ist Omega 3 auch in Nüssen hinreichend enthalten. Es kann aber sein, dass mein Körper dem Entzug von tierischem Eiweiß gegensteuern will und es dringend zurückbekommen möchte.

Oder liegt das alles an dieser Schilddrüsenunterfunktion? Ich dachte, mit meinem konsequenten Verzicht auf Tofu und andere Sojaprodukte würde meine einflussreiche Drüse wieder ins Lot kommen.

Aber irgendwie scheint alles durcheinandergeraten zu sein. Und ich bekomme Zweifel. Nachts kann ich nicht schlafen und habe Zeit zum Grübeln, reichlich Zeit. Mein Fazit an diesem Aprilfreitag: Es wird langsam Zeit, dass ich eine Entscheidung treffe: entweder Medikamente oder Rohkost. Oder beides? Oder handelt es sich bei meinen Beschwerden doch nur um die letzten Entgiftungserscheinungen und alles wird bald gut?

Als erstes treffe ich die Entscheidung, zu Hause zu bleiben! »Nina, ich bin wirklich zu müde. Vielleicht bin ich nächste Woche dabei«, entschuldige ich mich am Telefon. Und Nina mault: »Meine Güte, das mit deiner Esserei verändert ja dein ganzes Leben.«

Ich will keine Diskussionen! Ich will nur ins Bett!

ODER DOCH DEN KONVENTIONELLEN WEG GEHEN?

Vor dem Schlafengehen hole ich die kleine weißblaue Tablettenpackung mit meinen Schilddrüsenmedikamenten aus dem Schrank. Soll ich die Biester jetzt einfach schlucken und wieder so leben wie vor dem denkwürdigen Arztbesuch? Ich lege die Pillen noch einmal aus der Hand. Zum letzten Mal. Ich muss mich entscheiden.

Warum denke ich überhaupt darüber nach, meine Ernährung so grundsätzlich zu ändern? Ich möchte nicht chronisch krank sein, ich möchte ohne Tabletten leben, mich besser fühlen, besser aussehen, mehr Energie haben. Ich möchte all das, was auf meiner Rohkost-Liste steht, die an meinem Kühlschrank klebt. Aber hätte ich das als Vegetarierin nicht auch erreicht? Oder als Veganerin? Vielleicht hätte ich einfach nur nicht so viel Tofu essen sollen. Ich habe doch schon früher sehr gesund gelebt. Was bringt mir denn die Steigerung von vegetarisch über vegan bis schließlich zur Rohkost? Ist es überhaupt eine Steigerung? Kann ich mich wirklich gesund essen?

Ich habe dazu viele Studien gelesen. Alle kommen aus den USA. Die Forschung ist sich einig, dass eine Beziehung zwischen dem Konsum von Fisch, Fleisch, Milchprodukten und Eiern und diversen gesundheitlichen Problemen besteht, unter anderem Herzkrankheiten, Krebs, Diabetes, Nierenproblemen, chronische Verstopfung, Gallensteinen, Hämorriden und Osteoporose.

ZUM STUDIUM DER GRUNDLAGEN

Ich will jetzt mehr wissen und wie in alten Unizeiten stürze ich mich engagiert in die Wissenschaft. Und was ich an diesem Abend bis in die Nacht hinein lese, macht mich nicht nur wach, sondern auch baff. Es sind einige besonders spektakuläre Forschungsergebnisse dabei. Spannend ist die mittlerweile berühmte »China Study«. Sie wurde von Dr. T. Colin Campell durchgeführt. In dem Forschungsprojekt beschäftigte Campell sich mit den Ernährungsgewohnheiten der Chinesen im Vergleich zu jenen der Amerikaner. Mit seinem Buch »The China Study« (dt. »Die China Study«) erregte T. Colin Campbell 2005 großes Aufsehen. In der groß angelegten Studie untersuchte er den Zusammenhang zwischen dem Verzehr tierischer Produkte und Krankheiten. Anhand von achttausend statistisch signifikanten Zusammenhängen argumentierte er, dass der Mensch möglichst gar keine Tierprodukte essen sollte, denn es bestehe ein unmittelbarer Zusammenhang zwischen Ernährung und der Entstehung chronischer Erkrankungen.

Der Harvard-Medical-School-Absolvent Dr. Dean Ornish hat den Zusammenhang zwischen Herzkrankheiten und Ernährung untersucht und wissenschaftlich nachgewiesen, dass eine pflanzenbasierte Kost koronare Blockaden reduzieren und sogar heilen kann. Zuvor galt diese Art der Herzkrankheit als irreversibel.

Dr. James Anderson beschäftigte sich stark mit Diabetes und ihren Behandlungsmethoden. Auch hier wurde der Effekt einer pflanzenbasierten und fettarmen Kost auf die Krankheit untersucht. Das Ergebnis ist bahnbrechend: Nach nur drei Wochen konnten Patienten der Typ-1-Diabetes ihre Insulin-Medikation im Schnitt um vierzig Prozent senken. Der Blutzuckerspiegel verbesserte sich und die Cholesterin-Level sanken um dreißig Prozent. Und jetzt der Knaller: Über neunzig Prozent der Patienten vom Typ-2-Diabetes konnten ihre Insulin-Medikamente absetzen.

Es sind diese Forschungsergebnisse, die in den USA in den letzten Jahren die große vegane und rohe Bewegung ausgelöst haben, die jetzt beeindruckend schnell zu uns herübergeschwappt ist.

Mittlerweile sind die Begriffe vegan und roh auch bei uns in aller Munde. Und die Medien heizen das Thema kräftig an. Immer mehr Menschen verstehen, dass sie sich krankessen können und sind jetzt soweit, sich gesundessen zu wollen – mit einer pflanzenbasierten Ernährung. Ich bin als Veganerin schon auf der richtigen Seite. Also lasse ich es doch dabei. Weg mit dem Rohkost-Theater. Richtig? Nein!!!! Ich habe jetzt die letzten Beweise, dass ich mich mit Rohkost noch besser, noch gesünder ernähre. Die Artikel sind das i-Tüpfelchen auf meiner Überzeugung gewesen. Ich stehe jetzt felsenfest zu meiner Rohkost. Konsequent.

FÜR SELBSTDISZIPLIN BRAUCHT ES EINE VISION ...

Mit einem Satz springe ich aus dem Bett und werfe meine weißblaue Tablettenpackung in die Mülltonne. Vorbei! Ich glaube an das, was ich gelesen habe. Chronische Krankheiten können verschwinden. Ich halte durch.

In der Küche öffne ich den Kühlschrank. Er ist so gut wie leer. Zwei Wasserflaschen, ein Bund Möhrchen, zwei Zitronen. Au weia! Das sieht elend aus. Ich lege mich wieder ins Bett, ziehe mir die Decke bis ans Kinn und schließe die Augen. Wie war das mit »Essen ist gut für die Seele«? Was macht denn meine Seele, wenn es bis zum Rest meiner Tage nur Salat und Obst gibt?

Ist das wirklich alles nur Kopfsache? Muss man nur den Schalter im Hirn umlegen, um diszipliniert zu sein?

Das passiert beim Kochen:

- Vitamine, Antioxidantien, sekundäre Pflanzenstoffe und wichtige Enzyme gehen ab einer bestimmten Temperatur und Kochzeit verloren
- Proteine werden denaturiert oder können sich so stark verändern, dass der menschliche Körper sie nicht mehr verwerten kann
- Wasser verdampft, so gehen wertvolle Mineralien und wasserlösliche Vitamine wie Vitamin C und die B-Vitamine verloren
- Essen verliert an Volumen, aber nicht an Kalorien, so konsumieren wir mehr Kalorien
- Essen wird weicher, dies führt dazu, dass wir zu schnell oder zu viel essen
- Hitze kann Giftstoffe freisetzen, gerade wenn Öle und Kohlenhydrate zu lange oder zu stark erhitzt werden. Ein Teil dieser Gifte ist krebserregend

Ich grüble: Was braucht man, um seine Ziele zu erreichen? Die Fähigkeit zur Selbstregulation und die Impulskontrolle. Das begreifen wir schon als Kleinkinder. In der Schule wird es ganz deutlich. Man möchte draußen spielen und muss einen doofen Aufsatz schreiben. Man möchte so gern weiter an seinem Legohaus bauen und muss ins Bett. Disziplin ist gefragt. Aber hier versteht man darunter Gehorsam. Ich meine aber die Selbstdisziplin, die innerlich zufrieden macht, wenn sie mit Werten und Visionen verbunden ist, wenn man mit Kopf und Herz hinter etwas steht, was man erreichen möchte. Wenn man ein Ziel hat, von dem man überzeugt ist.

Wer seine Ziele erreichen möchte, muss insbesondere den verlockenden Impulsen widerstehen können, also seine Vernunft über die Verlockungen siegen lassen. Nur so kann man seine Pläne auch verwirklichen. Das heißt in meinem Fall: Auch wenn die Bäcker den leckeren Brötchenduft auf die Straße pusten, stabil bleiben und sich im nächsten Geschäft eine Banane kaufen. Wenn vom Nachbarteller das verlockende Couscous dampft, die Lust auf das Schlemmermenü unterdrücken und sich mit dem Salat zufriedengeben. Wenn wir etwas erreichen wollen, müssen wir bereit sein, einen Preis dafür zu bezahlen. Sei es Anstrengung, Zeit oder eben Verzicht. Man muss immer etwas investieren. Menschen mit einer hohen Fähigkeit zur Selbstregulation gelingt das. Deshalb werden sie auch für ihre Disziplin bewundert.

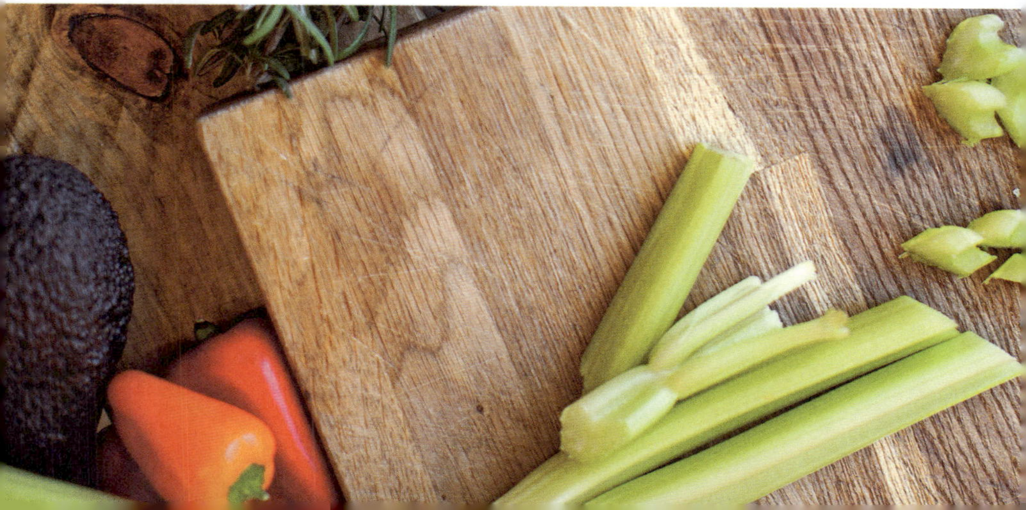

… UND EIN GESUNDES MASS AN PAUSE

Man könnte also denken, Selbstdisziplin ist etwas, von dem man nie genug bekommen kann. Das stimmt aber nicht. Man kann auch in puncto Disziplin übertreiben. Und zwar dann, wenn man glaubt, man müsse immer und jederzeit diszipliniert sein. Menschen, die in solch einem pausenlosen Selbstregulationsmodus stecken, stehen unter Dauerspannung. Sie können nicht mehr unbefangen am normalen Alltag teilnehmen, sich entspannen, locker sein. Sie sind total gefangen in ihrer Planung und wirken angestrengt und belastet. Sie haben nur noch das Gefühl zu funktionieren. Das Leben wird für sie gleichförmig und langweilig, weil sie sich in ein zu enges Korsett geschnürt haben. Denn Menschen können zwar vernünftig und planerisch sein, aber das Ziellose, Spontane, Impulsive gehört auch dazu.

Das ist die Lösung! Vielleicht sollte ich nicht so hart mit mir sein? Vielleicht ist es nicht gut, mir alles zu verbieten? Ich muss doch nicht einhundert Prozent »roh« sein, sondern vielleicht nur neunzig oder achtzig Prozent?

WICHTIG FÜR DAS WOHLBEFINDEN: KEINE REGEL OHNE AUSNAHME

Der Übergang in eine konsequent andere Ernährungsform kann auch einfach Ausnahmen enthalten. Aber Fachleute raten, auf diese zumindest in den ersten dreißig Tagen zu verzichten. So wichtig es auch ist, Entscheidungszwänge zu vermeiden, man muss die neue Ernährung erst zum Standard werden lassen. Dreißig Tage sind der Richtwert: Hochzeit der besten Freundin, das erste Date mit dem Traummann, der sechzigste Geburtstag vom Papa. Egal – man isst nur Rohkost. Es gibt dreißig Tage keine Ausnahme. Aber dann darf man lockern. Das hatte ich auch bei Dr. Dean Ornish gelesen. Er rät, sich wöchentlich einen »Cheat-Tag« zu gönnen. Die Lösung klingt einleuchtend. Ich bin dabei! Einmal die Woche darf ich einen Tag lang alles essen, was ich will. Ich beschließe, dass morgen dieser Tag ist.

»Es gibt dreißig Tage keine Ausnahme. Danach gibt es einen Cheat-Tag pro Woche.«

Und bevor ich einschlafe, beginne ich zu träumen. Ich möchte überbackenen Brokkoli, cremige Möhrensuppe, gebratenen Tofu mit geschmortem Spinat und eine Riesenschüssel voll Nussmüsli. Mit der Reihenfolge bin ich variabel. Und nächste Woche Samstag gönne ich mir leckeren Bratfisch mit Tomatencouscous. Wirklich? Nun ja, übertreiben muss ich auch nicht. Aber ich werde es mir ganz in Ruhe überlegen. Ich freue mich. Das klingt verlockend!

Ich beginne meinen neuen Plan gleich mit einem Mittagessen. Schon um neun war ich im Supermarkt einkaufen. Jetzt stehe ich in der Küche und brutzle: Gemüse mit Bulgur. Das Ganze würze ich mit einer leckeren Sojasoße. Ich decke mir meinen Schreibtisch perfekt ein, zünde eine Vanillekerze an und genieße mit leiser Musik im Hintergrund mein Lieblingsessen. Wunderbar! Köstlich! Göttlich!

Aber ich schaffe gerade die Hälfte der Portion. Dann bin ich pappsatt. Und ich fühle mich auch nicht annähernd so gut wie sonst mittags mit dem üblichen Salat. Mein Magen drückt. Ich muss mich hinlegen. Puuh, ich habe übertrieben. Aber im Kopf ist etwas passiert. Mein inneres Gleichgewicht ist wieder da!

DIE LEBENSQUALITÄT KEHRT ZURÜCK

Es ist ja meine innere Überzeugung, die mich zur Rohkost gebracht hat. Aber die ständige Kontrollsituation hat mich unzufrieden, ja übellaunig gemacht. Ich habe mit Rohkost den massiven Verzicht an Lebensqualität verbunden. Meine Kopfschmerzen, das Bauchweh, die Müdigkeit – ich bin sicher, dies waren auch Symptome der Anspannung, der ich mich ständig ausgesetzt habe. Immer nur »du musst« zu sagen,

Ich möchte Rohköstler sein. Ich brauche:

- frische, reife, rohe und in der Regel vegane Nahrungsmittel, anstatt verarbeiteter und raffinierter Produkte
- sehr hohe Nährstoffgehalte an Vitaminen, Mineralien, Antioxidantien und sekundären Pflanzenstoffen
- möglichst biologisch angebaute Produkte
- viele chlorophyllhaltige grüne Gemüsesorten
- größere Portionen von Obst oder Gemüse mit hohem Wassergehalt, wodurch der Körper exzellent mit Wasser versorgt wird

war falsch. Jetzt, nachdem ich mir selbst die Zügel gelockert habe, ist die innere Zufriedenheit plötzlich da. Ich döse zwar mit Völlegefühl auf meinem Sofa weg, aber ohne schlechtes Gewissen. Ich grüble mich nicht in den Mittagsschlaf. Ich bin einfach zufrieden. Es geht mir gut. Endlich!

Nachmittags stehe ich so energiegeladen wie schon lange nicht mehr auf und freue mich auf das Wochenende. Ich werde mich heute mit Caro treffen. Ich habe Lust auf unseren üblichen Bummel durch die kleinen Geschäfte der Frankfurter Innenstadt. Wir lieben beide Büromaterialien, Bücher, Organisationsutensilien. Wir sehen uns gern Dekogeschäfte an und lassen unsere Treffen mit einer asiatischen Köstlichkeit in einem unserer Lieblingsrestaurants, »MoschMosch« oder »Coa« ausklingen. Ich kann Tofu in Kokosnusssoße bestellen. Aber vielleicht will ich das auch gar nicht mehr und nehme lieber einen Algensalat. Ich lasse es auf mich zukommen. Morgen können wir Badminton spielen. Ja, ich habe wieder Lust auf Sport. Ebenso wie auf mein Obstsalat-Frühstück und auf die Salate, die in der kommenden Woche wieder auf meinem Speiseplan stehen. Weil ich kann, aber nicht muss. Ich lebe und esse nach meinen Werten und Überzeugungen, aber ich drangsaliere mich nicht damit. Ich weiß jetzt, wie es geht.

WAS ICH GELERNT HABE:

- die Ursache von Krankheiten liegt meist in falschen Lebensbedingungen und Ernährungsgewohnheiten
- unsere Nahrung kann viel kaputt machen, uns aber auch enorm beim Gesundwerden helfen
- die häufigsten Todesursachen stehen mit der Ernährung in Verbindung
- Obst und Gemüse sind ein Allheilmittel, roh gegessen sind sie unschlagbar

Du bist so fit, wie du isst

In den zahllosen Fenstern der Frankfurter Hochhaus-Skyline gehen langsam die Lichter an. Über die Mainbrücke schlängeln sich bereits die ersten Autos. Am Zeitungskiosk klappen die Läden auf und vor der Bäckerei werden die Bistrotische aufgestellt. Eine Stadt erwacht. Es ist fünf Uhr dreißig morgens. Schon um diese Zeit weht am Main ein milder Wind. Der Himmel färbt sich langsam wasserblau. Die Luft ist glasklar. Es wird ein herrlicher Frühlingstag heute.

Ich jogge fröhlich die Mainpromenade entlang. Dreißig Minuten habe ich mir vorgenommen. Via iPhone höre ich das neue Album von Christina Aguilera und fühle mich energiegeladen wie selten. Meine Beine schweben fast schon über dem Boden. Ich atme tief die saubere Luft ein und freue mich auf den Tag, der vor mir liegt. Mittlerweile laufe ich schon die dritte Woche jeden Morgen diese Strecke und ich fühle mich mit jedem Mal besser, gesünder, leistungsstärker.

EIN DATE – UND ICH FÜHLE MICH GUT!

Bei meinem vollgepackten Terminkalender muss ich das auch sein. Ich habe heute Vormittag drei Kundentermine, in der Mittagspause ein Geschäftsessen mit dem Personalchef eines großen Unternehmens der Pharmabranche und ab achtzehn Uhr vier Vermittlungskandidaten-Gespräche. Und – jetzt wird es noch einmal richtig spannend – um einundzwanzig Uhr habe ich ein Date mit meinem zauberhaften jungen Architekten, der in einer großen Frankfurter Baufirma arbeitet.

Wir haben uns auf einem Meeting kennengelernt, ein bisschen hin- und hergeschrieben und heute, ja, heute ist es soweit. Wir wollen zusammen ausgehen. Die letzten Monate stand mir nach einem Date nicht der Sinn. Ich habe ja selbst den Pariser Jean abblitzen lassen, weil ich erstens viel zu müde und zweitens auch optisch nicht so in Form war, dass ich mich gern mit einem Mann getroffen hätte.

Aber beim Blick in den Spiegel heute früh war ich ganz zufrieden. Die Haut ist klar, die Augen strahlen und meinen in den letzten Wochen angefutterten Hüftspeck habe ich geschickt unter einem Wickelkleid versteckt. Ich zeige mich wieder gern, sehr gern sogar. Ich fühle mich fit und bin auch abends noch fröhlich, präsent, eine interessierte Gesprächspartnerin. Denn – ich strotze vor Energie.

VERDAUUNG VON ROHKOST BRAUCHT WENIG ENERGIE

Ich habe diese Energie, weil ich damit haushalte, sie nicht verschleudere, so wie es der Großteil der Menschen macht, die sich herkömmlich ernähren. Warum? Ich kann es schnell erklären. Normalerweise denkt jeder, dass Bewegung, Stress oder auch private Probleme die meiste Energie verbrauchen. Aber es ist etwas ganz anderes. Am meisten Energie kostet uns unsere Verdauung.

Ja, die Verarbeitung von all dem, was wir zu uns nehmen, nimmt fast fünfzig bis achtzig Prozent unserer kompletten Körperenergie in Anspruch. Je nachdem, was wir essen. Um die schwere Pastamahlzeit, am besten noch mit Käsesoße, zu verdauen, braucht der Körper so viel Energie, dass wir uns danach schlapp und müde fühlen. Nach einem Salat dagegen hat der Körper schon nach gut zwanzig Minuten die größte Verdauungsarbeit hinter sich gebracht und wir haben genug Energie für andere Dinge übrig.

Das heißt, je nachdem, wie energiezehrend unsere Verdauung ist, haben wir viel oder wenig Energie für weitere Aktivitäten unseres Körpers zur Verfügung. Dabei geht es nicht nur um Bewegung, sondern auch um Aktivitäten wie dem Aufbau von Kollagen in der Haut und deren Erneuerung, der Reinigung des Körpers und des Wachstums von Haaren und Nägeln. Somit ist meine Ernährungsform, die wenig Energie verbraucht, oder anders gesagt, wenig Verdauungsenergie kostet, für alle Körperfunktionen am sinnvollsten und gesündesten.

ENERGIE BEDEUTET GESUNDHEIT UND WOHLBEFINDEN

Denn unser Energiehaushalt entscheidet darüber, wie gut unsere Organe funktionieren, wie effektiv unser Körper entgiftet und wie effizient er dafür sorgen kann, unser Leistungsniveau aufrechtzuerhalten.

Energie regeneriert unsere Leber und andere Gewebezellen, entfernt den giftigen Müll aus unseren Zellen. Sie sorgt dafür, dass wir unser Idealgewicht halten, unsere Haut weich und straff, unser Blut flüssig und hellrot ist, und unsere Haare gesund und glänzend sind. Augenringe gibt's nicht mehr. Pickel sowieso nicht und strähnige Haare haben andere. Je mehr Energie wir haben, desto besser fühlen wir uns.

Bei mir wirkt es. Jetzt ist es soweit: Ich könnte die sprichwörtlichen Bäume ausreißen. Während der Arbeit, aber auch noch abends beim Treffen mit meinen Freundinnen oder – wie heute Abend – einem romantischen Date mit einem attraktiven jungen Mann.

»Je mehr Energie wir haben, desto besser fühlen wir uns«

ALTERN WILL NIEMAND

Und das kann ich jetzt, im Mai, endlich nicht nur fühlen, sondern auch sehen. Ich könnte mich jeden Morgen küssen, weil ich wieder zufrieden mit meinem Aussehen bin.

Und dass ich mir das nicht alles nur einbilde, bestätigen mir meine Freunde und sogar meine sonst immer so besonders kritische Mutter. Als ich vergangenen Freitagabend nach zwölf Stunden Arbeit und drei Stunden Autobahnfahrt vor ihr stand, musterte sie mich anerkennend.

»Du siehst ja klasse aus!«, meinte sie und schob mich gleich unter die großen Strahler der Flurbeleuchtung, »deine Haut ist makellos. Das freut mich so! Du hast mir in letzter Zeit richtig leid getan«, sagte sie einfühlsam und nahm mich fest in den Arm. Später saßen wir bei einem Glas Wasser, oder besser, ich bei dem Wasser und sie bei einem Wein, zusammen und redeten. Mit Blick auf ihren Wein und die lecker duftende Gemüsequiche nutzte ich die Gelegenheit, auch sie von meiner Rohkost zu überzeugen. Ich war klug und wusste, wo man bei einer Frau Anfang Fünfzig ansetzen muss. Beim Altern!

FALSCH GEFÜHRTER KAMPF GEGEN DAS ALTERN

Und wirklich, bei dem Stichwort war meine Mutter hellwach. Sie zupfte sich sofort eine Spur verlegen den Kragen der schwarzen Seidenbluse zurecht, so als hätte ich die Falten am Hals gerade erst in diesem Augenblick entdeckt.

Die meisten Menschen in ihrem Lebensabschnitt versuchen Alterserscheinungen zu bekämpfen, indem sie ihre Haut künstlich auffüllen, ihr Gesicht liften lassen oder versuchen, komplett auf jegliches Sonnenlicht zu verzichten. Zudem werden oft wahnsinnig teure Anti-Aging-Cremes, Seren und andere Hilfsmittel gekauft. Oder es werden »gesunde« Fettsäuren, wie fettiger Fisch oder tierisches Protein, konsumiert, um die Haut zu unterstützen und aufzubauen. Doch all das hilft natürlich nicht wirklich. Aber leider wissen die wenigsten Menschen, wie der Alterungsprozess in unserem Körper tatsächlich abläuft. Die entscheidende Rolle spielen freie Radikale und Antioxidantien.

ALTERSERSCHEINUNGEN SIND EIN ZEICHEN FEHLERHAFTER ZELLEN

Ein Antioxidans hat die Aufgabe, freie Radikale auszuschalten und auf diese Weise den Körper zu schützen. Freie Radikale sind Moleküle, in deren chemischer Struktur ein Elektron fehlt. Auf der Suche nach diesem Elektron greifen die Moleküle besonders gern Zellwände an. Einige solcher Attacken steckt die Zelle mühelos weg.

Wird sie jedoch pausenlos von freien Radikalen angegriffen, dann kommt es zu deutlichen Membranschäden. Eine Zelle mit beschädigter Zellwand kann ihre Funktionen nicht mehr ordnungsgemäß wahrnehmen. Je mehr Zellen nur noch fehlerhaft arbeiten oder sogar absterben, desto leichter kommt es zu spürbaren Alterserscheinungen, wie zum Beispiel Falten, Augenproblemen und Krankheiten.

LEBENSGEWOHNHEITEN BEEINFLUSSEN FREIE RADIKALE

Normalerweise wird eine Zelle etwa zehntausendmal pro Tag von freien Radikalen wegen eines Elektrons »angepumpt«. Ob die Zelle das Elektron »herausrücken« muss oder nicht, hängt von ihrem Schutz ab. Der Zellschutz ist die Aufgabe der Vitamine und sekundären Pflanzenstoffe, die mit den einzelnen Sauerstoffatomen reagieren, bevor diese unsere Zellen schädigen können, sie arbeiten also als Antioxidantien. Dabei steht das Vitamin E gemeinsam mit Vitamin C und anderen Helfern direkt an der Front und beschützt die Zellwände.

Das bedeutet: Unser Körper kann entstehende freie Radikale selbstständig unschädlich machen. Voraussetzung dafür ist aber, dass ihm genügend Vitamine und sekundäre Pflanzenstoffe zugeführt werden, die dann als Antioxidantien reagieren können. Diese Antioxidantien gelten als eine wirksame Waffe gegen das Altern und als gutes Mittel zur Vorbeugung verschiedener Krankheiten. Wer damit ausreichend versorgt ist, braucht kein Botox und keine teuren Cremes.

»Wer mit Antioxidantien versorgt ist, braucht kein Botox und keine teuren Cremes.«

Doch das ist heutzutage immer weniger der Fall. Denn auf der einen Seite entstehen durch unsere Lebensgewohnheiten immer mehr freie Radikale und auf der anderen Seite hat der Körper immer weniger Vitamine und sekundäre Pflanzenstoffe zur Verfügung, um sich davor zu schützen.

Es entwickelt sich ein Ungleichgewicht zwischen freien Radikalen und Antioxidantien. Kippt die Waage zugunsten der freien Radikalen, spricht man von oxidativem Stress. Forscher gehen heute davon aus, dass dieser Körper und Haut schneller altern lässt und eine entscheidende Rolle beim Entstehen vieler Zivilisationskrankheiten wie Arteriosklerose, Herz-Kreislauf-Erkrankungen und Arthritis spielt.

REGIONALES OBST UND GEMÜSE IST GESÜNDER

Die meisten Menschen nehmen zum einen nicht mehr genug pflanzliche Nahrung zu sich. Zum anderen besitzt aber das Obst und Gemüse, das wir heute essen, nicht mehr die gleichen Inhaltsstoffe wie vor zehn oder zwanzig Jahren. Und daran haben wir ganz allein selbst Schuld.

Wir erwarten heute, möglichst alle Gemüse und Obstsorten das ganze Jahr über kaufen zu können. Die meiste Ware muss deshalb von weit her eingeführt werden. Durch die lange Lagerzeit auf dem Transport gehen viele Vitamine verloren. Hinzu kommt, dass das Obst und Gemüse wegen der frühen Ernte nicht das mögliche Maximum an Vitaminen bilden und speichern konnte. Wenn unsere Nahrung dann auch noch gekocht wird, bleiben nicht mehr viele Vitamine übrig.

Wir sollten also darauf achten, nicht nur viel Obst und Gemüse zu essen, sondern auch darauf, dass es aus den richtigen Quellen kommt – am besten vom Produzenten vor Ort und ohne gefährliche Pestizid- oder Herbizidrückstände.

WIR SAMMELN ABFALLPRODUKTE IM KÖRPER AN …

Meine Mutter stochert jetzt nur noch lustlos in ihrer Quiche. Ich weiß, was sie denkt: »Ab morgen versuche ich es mit Rohkost und der Hals ist bald wieder bügelglatt.«

Ich glaube, sie schafft das. Denn es wäre auch für sie der beste Weg, gesund und fit zu sein und jünger auszusehen.

Kinder haben es noch leicht: Sie können essen, ohne dick zu werden, haben eine straffe Haut und immer wahnsinnig viel Energie. Doch mit der Zeit sammeln wir in unserem Körper regelrechten »Müll« an. Durch unsere Umweltverschmutzung, das schlechte Essen, Konservierungs- sowie andere giftige Zusatzstoffe und

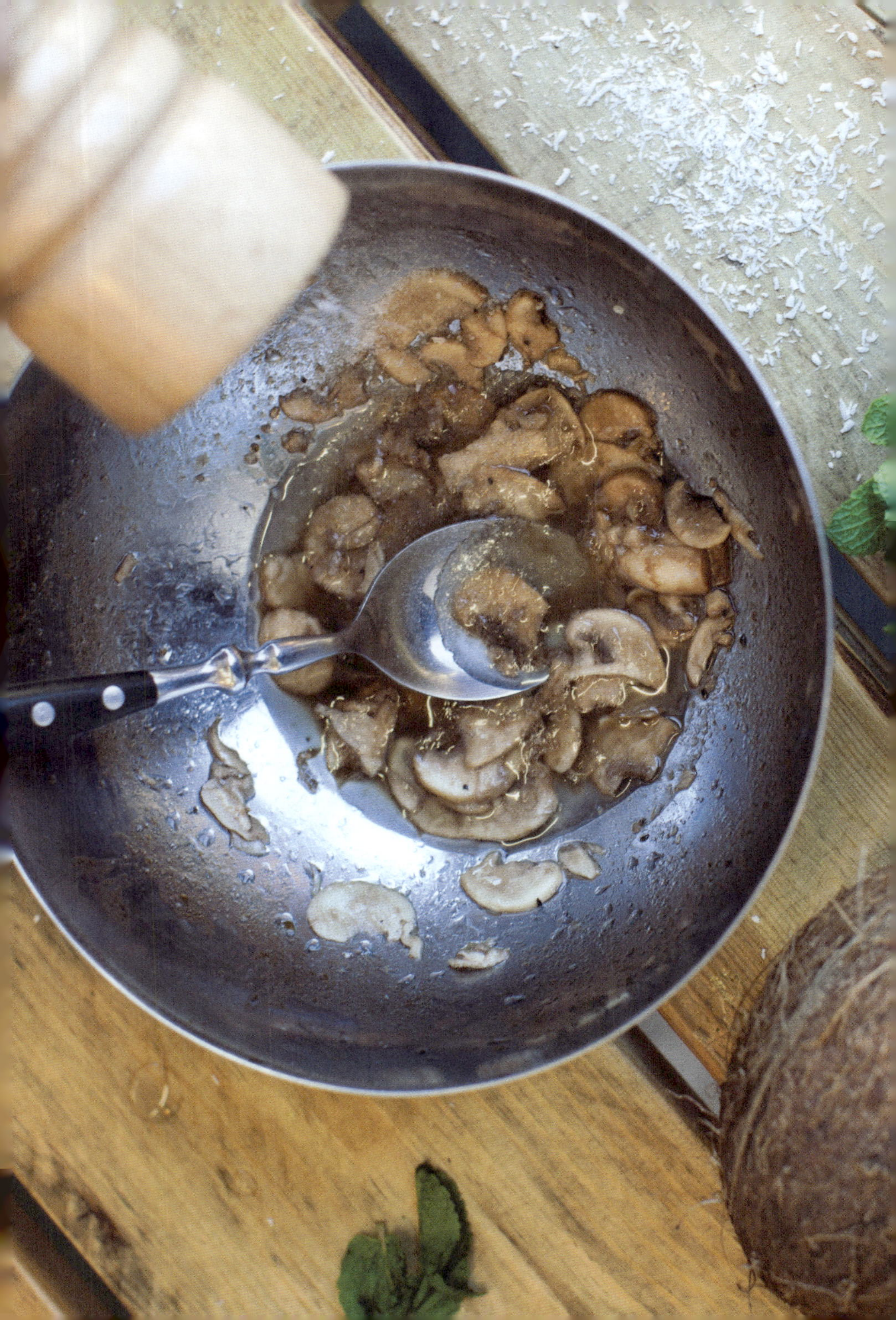

Medikamente mehren sich die Stoffe, die wir als »Müll« in unserem Körper ansammeln. In unserem Verdauungssystem gibt es unzählige Kapillaren und Gänge. Allein der Darm wäre ausgebreitet in etwa so groß wie ein Fußballfeld. Man kann sich nur ansatzweise vorstellen, wie viele unverdaute Reste sich dort verstecken und den Körper belasten.

Die Chemikalien, die in unseren Nahrungsmitteln enthalten sind und die der Körper nicht verdauen oder verarbeiten kann, setzen sich beispielsweise zum größten Teil in unserem Darm ab. Dort werden sie zu wachsenden und sich vermehrenden Bakterien, Pilzen und Schimmel. Die Abfallstoffe dieser Bakterien vergiften und übersäuern uns zusätzlich. Wie Schmutz, der sich in einem Uhrwerk sammelt und dazu führt, dass es irgendwann nicht mehr richtig läuft. Die Folgen sind umfangreich.

Es wird immer schwieriger, ein gesundes Gewicht zu halten. Man ist weniger energiegeladen und irgendwann fangen bestimmte Leiden an, von Akne über Gelenkschmerzen und Verstopfung bis hin zu lebensbedrohlichen Krankheiten wie Krebs und Diabetes.

... UND WERDEN DURCH SIE KRANK

Eine entstehende Krankheit ist nur der Versuch unseres Körpers, Giftstoffe und Schlacken zu entfernen und abzubauen. Es ist der natürliche Weg, wieder gesund zu werden. Doch wir helfen ihm nicht etwa dabei, indem wir ihn mit der Zufuhr gesunder Nahrung unterstützen, sondern nehmen weiterhin Giftstoffe zu uns und Chemikalien in Form von Medikamenten. Doch richtig gutgehen wird es uns so nie wieder. Im Gegenteil: Diese ganzen Stoffe machen unseren Körper immer weniger funktionsfähig.

Dabei ist es ganz einfach, etwas zu ändern: Äußere Einflüsse wie Umweltverschmutzung oder schlechte Luft können wir zwar nur wenig beeinflussen. Und auch die Folgen einer jahrelangen schlechten Ernährung lassen sich nicht einfach rückgängig machen. Aber wir können sofort umsteuern, den Körper heilen und reinigen, ihn von all den angesammelten Schadstoffen und Schlacken befreien.

Ich habe jetzt verstanden, warum die Entgiftung des Körpers so negative Symptome mit sich bringt. Wenn ich mir vorstelle, was der Körper bei diesem Reinigungsprozess leisten muss, wundere ich mich nicht mehr über die wochenlangen Kopfschmerzen, die Müdigkeit und die Erschöpfung.

AUF DIE VERDAULICHKEIT KOMMT ES AN

Aber es hat sich gelohnt! Seitdem ich meinen Körper durch die Rohkost gereinigt habe, kann die Energie, die durch die richtige Nahrung entsteht, auch genutzt werden, um meine Organe perfekt funktionieren zu lassen, meine Zellen zu erneuern und um mich innerlich und äußerlich strahlen zu lassen. Aber damit das so bleibt, muss ich ihn weiterhin mit einer konsequent rohen Ernährung sauber halten. Das heißt, ich muss neben der richtigen Zusammensetzung meiner Nahrung auch auf die Verdaulichkeit achten.

Viele Menschen ernähren sich zwar gesund, machen sich aber keine Gedanken darüber, wie anstrengend es für den Körper ist, bestimmtes Essen in seine Bestandteile zu zersetzen und wieder aus dem Körper herauszubekommen. Kalorien-, Kohlehydrat- und Proteinangaben klären nicht darüber auf, wie nährstoffreich ein Nahrungsmittel wirklich ist oder wie viele Ballaststoffe es zur Verarbeitung in sich hat. Sie sagen auch überhaupt nichts darüber aus, wie viele Chemikalien, Konservierungsstoffe und Zusatzstoffe in dem Nahrungsmittel enthalten sind.

VERDAUEN KOSTET ENERGIE – NÄHRSTOFFREICHE NAHRUNG REINIGT

Das ist der Hauptgrund, warum wir das Gefühl haben, bei jeder Diät immer mehr an Energie zu verlieren. Weil wir Dinge essen, die unseren Körper bei der Verdauung so anstrengen, dass er viele Energiereserven einsetzen muss und uns trotzdem nicht mit ausreichend Nährstoffen versorgen kann. Ist unser Körper und Verdauungssystem erst einmal vergiftet, können wir aufgenomme Nährstoffe gar nicht mehr verarbeiten. Somit haben wir nicht nur ständig Hunger, sondern sind trotz Nahrungsaufnahme unterversorgt.

TROTZ VOLLEM BAUCH FEHLEN VITAMINE UND MINERALIEN

Wenn wir wissen, wie die Verdauung optimal funktioniert, können wir gegensteuern. Die Nährstoffe in unseren Lebensmitteln werden in kleinen, haarfeinen Zotten in den Wänden unseres Darms verarbeitet. Diese Darmzotten werden durch Schimmel und Pilze in unserem Körper verstopft, was dazu führen kann, dass große Bereiche unserer Membran im Inneren unseres Verdauungssystems verstopft sind und die sogenannten Präbiotika, also gesunde Bestandteile unserer Nahrung, verdrängen. Sie verhindern so, dass unser Körper alles Lebenswichtige aus unserem Essen absorbieren kann. Das führt dazu, dass wir hungern beziehungsweise mit Vitaminen, Mineralien, Protein und anderen wichtigen Inhaltsstoffen unterversorgt sind, egal, wie viel wir auch essen.

Wenn man stark verarbeitetes, also gebratenes oder verkochtes Essen, abgetötete Kohlenhydrate, Zucker und zu viel Salz zu sich nimmt, kann der Darm nicht mehr effizient arbeiten.

WAS IST NUN ZU TUN?

Wir brauchen lebendige, enzymreiche, nährstoffreiche Nahrung, um die Zellen in unserem Körper zu reinigen und den »Müll« aus unserem Verdauungssystem zu »entsorgen«. Nur so kann er wieder alle Nährstoffe optimal aufnehmen und verarbeiten, nur so verlieren wir unnötiges Gewicht und unsere Energie kommt zurück und bleibt stabil.

»Unser Körper ist wahnsinnig stark und extrem leistungsfähig.«

Unser Körper ist wahnsinnig stark und extrem leistungsfähig. Er schafft es, sich selbst zu heilen und nahezu jede Zelle wieder zu regenerieren. Er kann sein volles Potenzial wieder ausschöpfen, wenn wir ihm helfen, den Weg freizumachen und die belastenden Giftstoffe zu entfernen.

Bei diesem Vorgang ist der pH-Wert von entscheidender Bedeutung. Doch damit werde ich mich erst im nächsten Monat intensiv beschäftigen.

ANTIOXIDANTIEN

Zu den bekanntesten Antioxidantien zählen die Vitamine C und E, Carotinoide (z. B. Beta-Carotin, die Vorstufe des Vitamin A), die Spurenelemente Selen und Zink sowie verschiedene sekundäre Pflanzenstoffe wie Sulfide, Phytoöstrogene und Polyphenole.

Hier ein Überblick über wichtige Antioxidantien und ihr Vorkommen in Lebensmitteln:

BETA-CAROTIN (CAROTINOIDE)

- steckt als gelb-roter Farbstoff beispielsweise in Möhren, Kürbissen, Tomaten, Süßkartoffeln, Paprika, Aprikosen und Mangos, aber auch in Brokkoli, Spinat und Grünkohl.

VITAMIN C

- gibt unter anderem Zitrusfrüchten, Johannisbeeren, Kiwis, Erdbeeren und Paprika eine angenehm frische und ein wenig säuerliche Note.

VITAMIN E

- kommt hauptsächlich in Pflanzenölen und Nüssen vor.

SELEN

- ist in Nüssen, Ölsamen und Hülsenfrüchten enthalten.

ZINK

- kommt in pflanzlichen Lebensmitteln wie Nüssen und Kernen vor.

POLYPHENOLE

- verleihen rotvioletten und gelben Früchten wie Kirschen, Rotkohl, Weintrauben, Beeren und Äpfeln ihre Farbe. Außerdem sorgen sie für die Farbenvielfalt bei grünem und schwarzem Tee. Auch in Kakao- und Kaffeebohnen stecken Polyphenole. Hier sind sie für den leicht bitteren Geschmack verantwortlich.

PHYTOÖSTROGENE

- sind in Getreide und Hülsenfrüchten wie Sojabohnen oder Leinsamen enthalten.

SULFIDE

- finden sich in Zwiebeln, Lauch, Knoblauch und Schnittlauch.

Tipp

Viele Antioxidantien sitzen in oder direkt unter der Schale. Daher sollte man Obst und Gemüse nach Möglichkeit nicht schälen, sondern nur gut waschen.

Aber jetzt bin ich erst einmal gespannt, was ein ganz bestimmter Mann zu meinem Aussehen und meiner wiedergefundenen lebensfrohen Art sagt. Denn ich habe ja etwas vor. Ich treffe Patrick, den hinreißend gut aussehenden Architekten. Um acht Uhr sehen wir uns in einem Bistro im Frankfurter Westend. Ich freue mich sehr und mache mich schick: schwarzes ärmelloses Kleid, hohe Pumps, dazu nur ganz kleine silberne Ohrstecker. Als ich in das Lokal komme, sitzt er schon am Tisch. Ein toller Mann! Groß, muskulös, allerdings mit einem kleinen Bauch, den ich aber bei Männern gern mag. Ob er zu mir passt?

AUF DER SUCHE NACH DEM MANN FÜR'S LEBEN

Vor einem Jahr ist meine letzte Beziehung in die Brüche gegangen. Aber »in die Brüche« kann man eigentlich gar nicht sagen. Sie ist eingeschlafen. Es lief so, wie es immer läuft. Man trifft sich seltener, schiebt Arbeitstermine, Müdigkeit und Verpflichtungen vor und – husch – ist sie da, die große Langeweile. Man sitzt sich schweigend gegenüber, stellt den Fernseher an und sieht sich einen »guten Film« an. Wenn das an mehr als zwei Wochenenden hintereinander so ist, kann man eigentlich schon auseinandergehen. Doch wir haben es noch drei Monate weiter laufen lassen. Es gab also keinen Bruch, wir konnten uns einfach nicht mehr aneinander erinnern. Trotzdem tut es weh, weil man ja auch ein Lebenskonzept vergessen hat und sich wieder ein neues aufbauen muss. Mit einem neuen Mann, der zumindest teilweise die gleichen Ziele hat. Patrick kenne ich nur von zwei nett-entspannten Stunden am Rande eines Jobtermins. Er hat eine angenehme Stimme, Niveau, sieht klasse aus, lebt in Frankfurt und ist Single wie ich. Genug Gründe, die dafür sprechen, sich einmal zu treffen. Sechs Monate Single-Dasein sind vielleicht auch genug für mich.

CHARMANT JA, ABER...

Patrick ist zauberhaft. Wir reden über die neuesten Filme, Musik, unsere Arbeit. Belangloses Geplänkel, aber er hat Humor. Es macht Spaß, sich mit ihm im Gespräch die Bälle zuzuwerfen. Nach einer Stunde hat Patrick Hunger. Ob wir essen gehen? Gern, nicke ich. Wohin? Egal, ich esse nur roh und kann überall einen leckeren Salat bekommen. Es kommt, was kommen muss. Patrick hakt nach. Was ich esse? Warum ich es esse? Wie ich zu Menschen stehe, die anders essen? Ich antworte geduldig, aber längst nicht mehr so ausführlich, wie ich es am Anfang immer getan habe.

Aber Patrick bohrt nach: Ob ich denn ab und zu auch mal einen leckeren Wildbraten essen würde? Ich verstehe die Frage nicht. Ich bin doch Rohköstlerin. Und Wild? Oh je, ich denke an meine Mutter, die jetzt sofort die Assoziation mit Disneys »Bambi« hätte. »Ich esse doch auch keine Tiere«, sage ich knapp. Patrick steht jetzt die Überraschung ins Gesicht geschrieben: »Und wie würdest du damit umgehen, wenn ich am Wochenende zur Jagd ginge?«

... EIN JÄGER PASST NICHT ZU MIR

Jetzt bin ich ratlos. Wie soll ich damit umgehen? Gar nicht! Es ist absolut nicht meine bevorzugte Freizeitgestaltung. Und dann redet er davon, wie wichtig es ihm sei, frühmorgens im Unterholz auf Pirsch zu gehen. Bei der Schilderung seines bevorzugten Wochenendablaufs bin ich raus. Mir wird plötzlich so warm. Ob ich erkältet bin? »Ich glaube, ich habe den Orangensaft nicht vertragen«, lüge ich Patrick an, »wir Rohköstler sind so empfindlich. Einmal der falsche Saft oder ein gespritztes Salatblatt und schon machen wir schlapp. Ich muss mich ein bisschen hinlegen.« Ich weiß nicht, ob Patrick merkt, dass ich ihn auf den Arm nehme. Aber zumindest ist er eingeschnappt. Wir verabschieden uns freundlich, aber etwas unterkühlt. Er hat bestimmt seine Qualitäten. Aber er passt nicht zu mir. Und was habe ich daraus gelernt? Nicht jeder kann mit einem Rohköstler zusammenleben. Ich brauche einen Partner, der meine Vision nicht mitmachen muss, aber sie versteht und respektiert. Aber ein Jäger passt nun wirklich nicht zu mir!

FREUNDE IN DER NOT ...

Ich fahre nach dieser enttäuschenden Begegnung nicht nach Hause, sondern zu Caro und Andreas. Die beiden machen eine Flasche Wein auf. Ich bekomme einen Smoothie aus Ananas und Mango. »Ich bleibe wohl noch ein bisschen Single«, sage ich lächelnd. Caro nickt: »Aber denk' bloß nicht, dass es an der Rohkost liegt.« Ich verstehe ihre Bissigkeit und murmele »Doofe Ziege!« Und das Projekt Partnersuche ist erst einmal auf Eis gelegt.

WAS ICH GELERNT HABE:

- Obst aus heimischer Produktion essen und möglichst nur frisch von Produzenten vor Ort kaufen
- Obst und Gemüse essen, das saisonal angebaut wird
- nach Möglichkeit nur unbehandeltes, nicht gespritztes Obst und Gemüse kaufen
- ich brauche einen Mann, der meine Ernährungsform versteht, also einen Salat- und Obstliebhaber mit einem Herz für Tiere – schon wegen des Familienfriedens

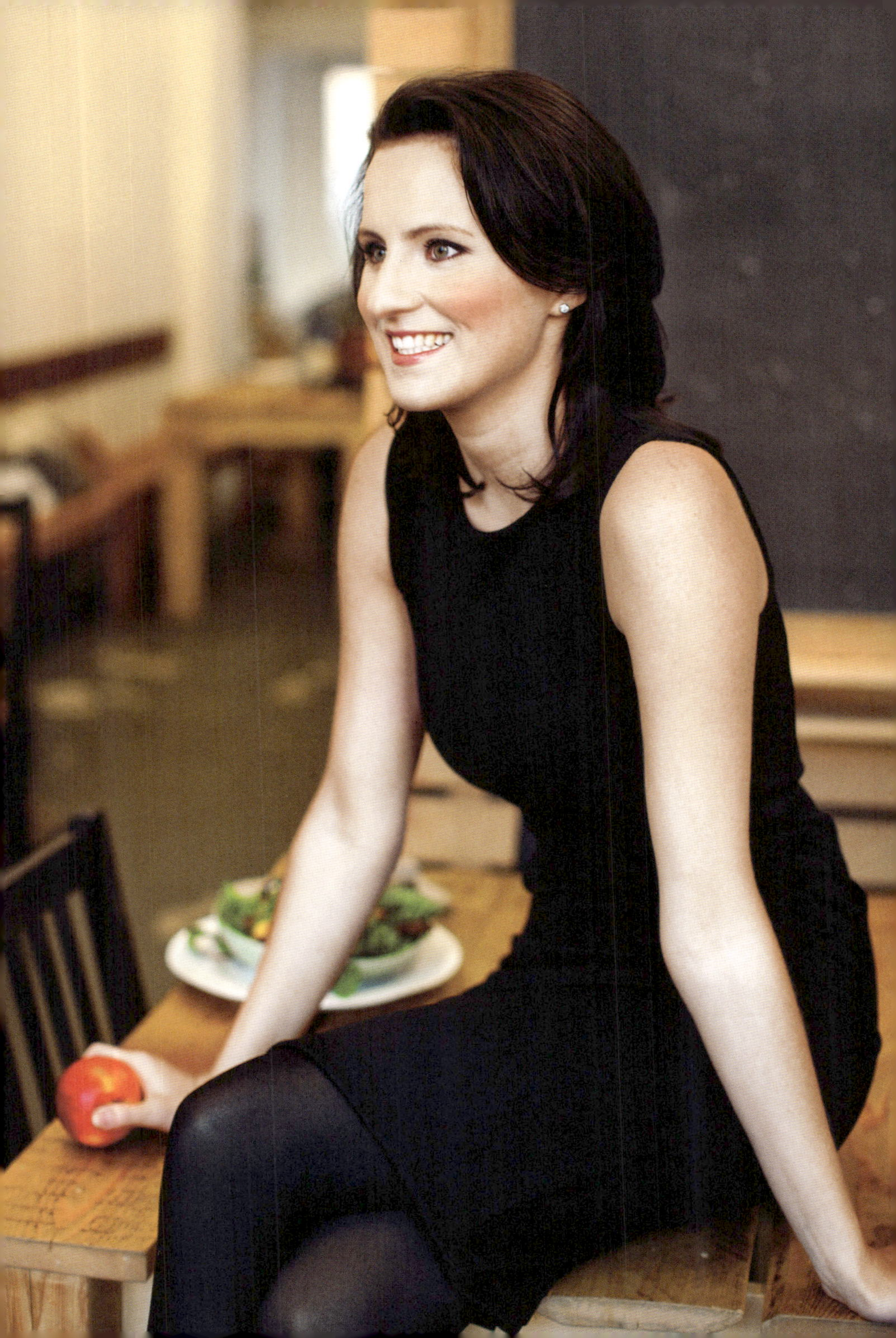

Das kann Rohkost

1. Man sieht besser aus und fühlt sich fit

Rohkost ist sehr nährstoffreich, hält uns gesund und stärkt das Immunsystem.

2. Gesundheitsrisiken werden reduziert und Krankheiten geheilt

Menschen, die sich roh ernähren, sind hinsichtlich ihrer Blutwerte und dem Auftreten von Krankheiten sogar gesünder als Vegetarier und Veganer, unter anderem, weil eine rohe Ernährung wenig gesättigte Fettsäuren enthält und cholesterinarm ist.

3. Vorzeitige Alterserscheinungen werden verhindert

Viele Rohköstler sehen zwanzig Jahre jünger aus als Gleichaltrige, die gekochtes Essen zu sich nehmen. Der Grund: Antioxidantien, sekundäre Pflanzenstoffe und Vitamine schützen den Körper vor freien Radikalen, die unsere gesunden Zellen attackieren und uns dadurch altern lassen.

4. Das Idealgewicht wird erreicht und gehalten

Rohkost ist ballaststoff- und nährstoffreich und kurbelt den Stoffwechsel an. Bekommt der Körper, was er braucht, verschwinden die Gelüste nach Süßem oder Fettigem von selbst. Wir nehmen nicht zu und erreichen auf gesunde Weise unser Idealgewicht.

5. Mehr Energie, Vitalität und Kondition

Wir brauchen weniger Schlaf, wenn wir frisches und leichtes Obst und Gemüse essen, denn wir ersparen dem Körper die kräftezehrende Verdauungsarbeit.

6. Erhöhte Gedächtnisleistung und besseres Erinnerungsvermögen

Die essenziellen Fettsäuren, Vitamine, Magnesium wie auch der hohe Wassergehalt von frischem Obst und Gemüse führen zu einer optimalen Versorgung des Gehirns. Wir sind im Kopf topfit.

7. Weniger Erkältungen und Allergien

Rohkost stärkt das Abwehrsystem. Krankheitserreger haben keine Chance mehr.

8. Weniger Küchenarbeit

Kochen und Abwasch entfallen ebenso wie zahlreiche unangenehme Gerüche.

9. Tiere werden geschützt

Wir ernähren uns von Lebensmitteln, für die kein Tier leiden oder gar sterben muss.

10. Die Umwelt wird geschont

Für Rohkost wird weniger Verpackungsmaterial verwendet und es entstehen weniger Müll- oder andere dazugehörige Abfallprodukte. Zudem kaufen die meisten Rohköstler Bio-Produkte, sodass die Verbreitung von Pestiziden, Fungiziden und anderen chemischen Stoffen reduziert wird.

Die Erleuchtung?

»Komm, lass uns schnell einen Kaffee trinken gehen. Ich muss dir von meinem Kundentermin erzählen.« Fred, mein Lieblingskollege aus dem Einkauf- & Logistik-Team, fängt mich im Aufzug ab. Kaffee? Ich bin doch Rohköstlerin. Nun ja, in dem Punkt nicht ganz. Nach fünf Monaten ist ab und zu eine Tasse Kaffee mein einziges »nicht rohes Laster«, wie ich gern sage. Dabei geht es mir weniger um den Geschmack, als um das Koffein. Ich habe immer einen sehr niedrigen Blutdruck und brauche morgens einen kleinen Anschub. Im Studium habe ich mir häufig Koffeintabletten gekauft. Anders hätte ich nach drei Stunden Schlaf nicht wieder am PC sitzen können. Kaffee gab's aber noch zusätzlich. Es ist einfach ein geselliges Getränk und Starbucks ist seit Jahren mein Lieblingstreffpunkt. Ein leckerer Soja-Macchiato oder Caramel-Frappuccino mit der Freundin – das hat seinen Reiz.

Seitdem ich in meinem Job arbeite, ist mit »wir gehen einen Kaffee trinken« auch immer etwas Verschwörerisches verbunden. Es ist eine Art Geheimcode. Eigentlich will man damit sagen: »Ich muss dich schnell mal allein treffen, um dir etwas Wichtiges zu sagen.« Es geht um den schnellen Austausch.

Oder es geht um eine Sympathiebekundung. Wenn man jemanden beim Sport trifft, den man ganz nett findet, kommt sofort: »Lass uns doch mal einen Kaffee zusammen trinken!« Das heißt soviel wie: Ich mag dich! Den Kaffee trinkt man sowieso nie zusammen. Aber dadurch, dass man zumindest die Bereitschaft geäußert hat, vermittelt man Interesse und Sympathie.

Beim Kaffee passiert alles: Es werden Geschäfte gemacht, es wird getratscht, es werden Beziehungen beendet und Freundschaften geknüpft. Kaffee verbindet – für Minuten zumindest. Kaffeetrinken ist ein Ritual. Es vermittelt eine Auszeit und je nachdem, wo man den Kaffee trinkt, auch Lebensart. Ich liebe diesen Gesprächsauftakt. Gut, es ginge auch mit Tee. Aber »Lass uns einen Tee trinken« klingt immer ein bisschen nach Besinnung. Kaffeetrinken klingt nach Dynamik. Das liegt mir mehr.

VERZICHT AUF GESELLSCHAFTLICHE FORMEN?

Ich darf als Rohköstlerin beides nicht. Aber daran mag ich mich nicht gewöhnen. Ich will einfach nicht auf dieses Kontaktmedium verzichten. Und für den Kreislauf brauche ich meinen Kaffee morgens auch. Zudem tun die regelmäßigen, »legalisierten« Pausen bei meinem Arbeitspensum auch richtig gut. Also nicke ich Fred zu: »Um zwölf Uhr unten bei ›Awake‹«. Ich bin sehr gespannt, was mein Kollege mir verraten will.

Aber Fred will eigentlich nur über ein paar Kollegen herziehen und mich dafür ins Boot holen. Doch das habe ich nach zwei Jahren Berufstätigkeit gelernt: Auch der netteste Kollege ist nie dein Freund! Ich kann Job und Privatleben trennen. Aber ich höre aufmerksam zu und genieße jeden Schluck Kaffee. Es tut schon gut, ab und zu etwas Heißes im Körper zu spüren.

DIE RACHE DES KAFFEES

Aber kaum wieder am Schreibtisch, habe ich erst Sodbrennen, später Magenschmerzen. Der Kaffee, durchzuckt es mich. Kaffee sorgt, wie auch Milchprodukte und stark verarbeitete Gerichte, für ein saures Milieu im Körper und das kann Ursache für zahlreiche Krankheiten und Beschwerden sein.

Denn der Körper ist immer bestrebt, einen ausgeglichenen Säure-Basen-Haushalt zu haben, ein entstandenes Ungleichgewicht auszugleichen und wieder ein neutrales Milieu herzustellen. Dafür zieht er sich als erstes die Mineralien aus unseren Knochen und

Zähnen. Die Folgen können dann zum Beispiel Osteoporose und Arthrose sein.

Mir fällt Herr Becker ein, mein Chemielehrer. Bei ihm habe ich etwas über den pH-Wert gelernt. Aber das ist schon so lange her!

Ich gehe in der Mittagspause mit Caro zur Buchhandlung Thalia und frische mein Wissen in der Schulabteilung in einem Oberstufen-Chemiebuch auf: »Der pH-Wert beschreibt die Balance zwischen basischem und saurem Milieu in verschiedenen Flüssigkeiten.« Stimmt, das war's!

UNSER KÖRPER ALS CHEMISCHES WUNDERWERK

pH steht für »potential of hydrogene« und beschreibt die Konzentration der hydrogenen Ionen/Wasserstoffionen in einer bestimmten Lösung oder Flüssigkeit. Je mehr Ionen vorhanden sind, desto saurer ist die Lösung und umgekehrt. Der pH-Wert wird auf einer Skala gemessen, die von Null bis 14 reicht. Wenn etwas neutral ist, hat es einen pH-Wert von sieben. Über sieben ist es alkalisch beziehungsweise basisch und unter sieben ist es sauer. Je höher der Wert einer Lösung über sieben liegt, desto alkalischer ist diese Lösung. Je tiefer unter 7.0, desto saurer ist die Lösung.

»Übersäuerung beeinträchtigt das Leben an sich.«

Unser brillanter Körper ist so konstruiert, dass er nur in einem engen pH-Bereich funktioniert, optimalerweise ein bisschen mehr auf der alkalischen Seite bei einem Blut-pH-Wert von 7,365. Das Blut ist die wichtigste Flüssigkeit in unserem Körper und sein pH-Wert damit die entscheidende Messgröße.

Der pH-Wert unserer Körperflüssigkeiten hat einen Einfluss auf jede einzelne Zelle unseres Körpers. Unser ganzer Stoffwechsel ist davon abhängig. Chronische Übersäuerung greift unser Gewebe an und unterbricht alle Aktivitäten unserer Zellen, von unserem Herzschlag bis hin zur Arbeit unserer Gehirnzellen. Einfach gesagt: Übersäuerung beeinträchtigt das Leben an sich. Sie ist der Ursprung aller Krankheiten und Wehwehchen.

Schon die kleinste Schwankung kann zu enormen Stressreaktionen unseres Körpers führen. Die Symptome sind anfangs oft unauffällig, können aber in ernsthafte Krankheiten ausarten. Von einer laufenden Nase oder einer Erkältung, über Hautausschläge, Sodbrennen, Ekzeme, Arthrose, Blutzirkulationsstörungen, chronische Müdigkeit, Magen-Darm-Störungen bis hin zu Krebs lässt sich alles irgendwie auf ein zu saures und somit sauerstoffloses inneres Milieu zurückführen.

AUSGEWOGENEN PH-WERT BEACHTEN

Die verschiedenen Regionen unseres Körpers weisen unterschiedliche Anforderungen an den pH-Wert auf. Zum Beispiel sollte unsere Gewebeflüssigkeit leicht alkalisch sein, um sich nicht selbst zu zerstören. In unserem Verdauungstrakt hingegen sollte immer ein eher saures Milieu herrschen. Gerade die Magensäure muss per Definition sauer sein und aggressiv genug, um Nahrungsmittel aufzuspalten und zu zersetzen. Im Darm wiederum sollte ein annähernd basisches Milieu herrschen, das sich je nach Darmabschnitt noch einmal unterscheiden kann, um die empfindlichen Darmfollikel nicht zu zerstören und eine optimale Aufnahme der Nährstoffe zu ermöglichen.

TIERISCHE PRODUKTE MACHEN UNS SAUER

Für unsere Gesundheit und unser Wohlbefinden ist es wichtig, ein im Durchschnitt ausgeglichenes Milieu zu haben, also einen pH-Wert, der in der Nähe von 7,0 liegt. Dafür ist es vor allem ausschlaggebend, welche Nahrungsmittel und Flüssigkeiten wir zu uns nehmen, wie diese in unserem Körper verarbeitet werden und welches Milieu sie hinterlassen.

Alle Nahrungsmittel bewirken entweder ein saures oder ein basisches Milieu in unserem Blutkreislauf, je nachdem, ob sie mehr alkalische oder mehr saure Mineralien beinhalten. WICHTIG: Sauer beschreibt in diesem Fall nicht den Geschmack der Nahrungsmitteln. Zum Beispiel schmecken Zitronen sauer, wenn sie jedoch verdaut werden, hinterlassen sie ein basisches Milieu in unserem Körper. Nimmt man Milch in ihrem natürlichen Zustand, verfügt diese über einen alkalischen pH-Wert. Wenn der Körper sie jedoch verarbeitet hat, hinterlässt sie ein stark saures Milieu. Nahezu alle tierischen Produkte sorgen für eine stark saure Umgebung im Körper und einen niedrigen pH-Wert. Was schlecht ist, wie ich später noch lerne.

ALKOHOL, ZIGARETTEN ETC. ÜBERFORDERN BEIM SÄUREABBAU

Der Körper ist immer bestrebt, einen ausgeglichen Säure-Basen-Haushalt zu erhalten und baut somit übermäßige Säuren ab.

Dies sind nicht nur Säuren aus einer schlechten Ernährung, sondern auch natürliche Nebenprodukte des Stoffwechsels, der Zellerneuerung und unserer Bewegung und körperlichen Anstrengung. Wenn aber die schlechte Ernährung, Stress und sonstige zusätzliche äußere Faktoren wie Alkohol und Zigaretten und zu wenig Bewegung überhandnehmen, ist der Körper mit dem Säureabbau überfordert.

Genau dieser Abbau und die Entsorgung über Jahre hinweg ist es, was man eigentlich unter dem »Alterungsprozess« verstehen kann. Je mehr Übersäuerung der Körper in ursprünglich basischen Regionen bekämpfen muss, desto schneller und drastischer ist dieser Alterungsprozess. Das auch in meinem Job sehr bekannte Motto »work hard, play hard,

Alkalische und saure Lebensmittel

Sehr alkalische Lebensmittel:

- reife Früchte
- grünes Gemüse
- Sprossen
- andere Gemüsearten, außer die stärkehaltigen

Sehr saure Lebensmittel:

- Alkohol
- Medikamente oder Drogen wie Antibiotika oder Steroide
- tierisches Protein
- künstliche Süßstoffe
- Nikotin
- konservierte, stark verarbeite Nahrungsmittel
- Koffein
- Milchprodukte
- raffinierter Zucker
- Limonade

party hardest and deal with it later« beschreibt ein riesiges No-Go für unseren Körper. Es beschleunigt den Alterungsprozess und die meisten bereuen eine solche Lebensweise später. Stress schüttet säurebildende Hormone wie Cortisol und Adrenalin aus, die unser System überfluten und – für uns Frauen besonders wichtig – zu vorzeitigen Falten führen.

GESUNDHEIT IST SICHTBAR

Dieser Effekt macht sich aber nicht nur durch eine schlechte Haut und viele Falten bemerkbar, sondern auch in den Knochen und Zähnen. Von dort nimmt sich der Körper nämlich die benötigten Mineralien, um die vielen Säuren auszugleichen. Wir entwickeln Osteoporose, Arthrose und unsere Zähne werden brüchig, die Nägel schlecht, die Haare splissig. Zudem ist es schwieriger, an Gewicht zu verlieren, da unsere Ausscheidungsorgane wie Nieren und Lunge durch den Säureüberschuss überfordert sind und die »Abfälle« nicht so schnell abbauen können. Dieser Überschuss wird dann in Fettzellen gespeichert und für den späteren Abbau aufbewahrt.

Der Körper möchte sich selbst immer schützen und um die Organe nicht zu gefährden, speichert er den sauren Abfall möglichst weit weg von diesen, also in den Fettzellen.

AUF DIE SELBSTHEILUNGSKRÄFTE VERTRAUEN

Eine basische Ernährung unterstützt den Körper dabei, diesen Säureüberschuss abzubauen und wieder zurück ins Gleichgewicht zu finden. Dadurch wird der »Alterungsprozess« nicht nur unterbrochen, sondern man kann ihn auch zum Teil wieder rückgängig machen. Eine gesunde basische Ernährung belastet den Körper nicht. Er muss nicht mehr dafür sorgen, dass zusätzliche Säuren abgebaut werden. Dadurch hat er mehr Energie zur Verfügung, die er nutzen kann, um bestehende »Depots« aufzulösen und sich selbst zu heilen. Fettzellen und Falten verschwinden, wir fühlen uns fitter, verlieren Gewicht und alle Organe üben ihre Funktionen wieder optimal aus. Wenn das kein schönes Versprechen ist?

Als ich mit Caro an diesem schönen Junitag zurück ins Büro gehe, diskutieren wir lebhaft. »Nach allem, was wir heute wieder gelesen haben, finde ich, dass eine ganz normale Mischkost, so wie sie in den Standard-Ernährungsempfehlungen vorgegeben wird, einfach das Richtige ist. Von allem etwas. Da bekommt man alles, was der Körper braucht.«

Das ist die gängige Meinung. Aber was ist dran? Caro hat sich eine Abbildung auf ihr iPad geladen.

Die Basis der sogenannten Ernährungspyramide bildet stark raffinierte Stärke in Lebensmitteln wie Kartoffeln, Getreide und Brot. Einen weiteren exorbitanten Teil machen Milchprodukte und Fleisch aus. Alles Nahrungsmittel, die den Körper übersäuern und krank machen. Kein Wunder, dass immer mehr Menschen bei uns unter Übergewicht, Alterserscheinungen und Stoffwechselkrankheiten leiden.

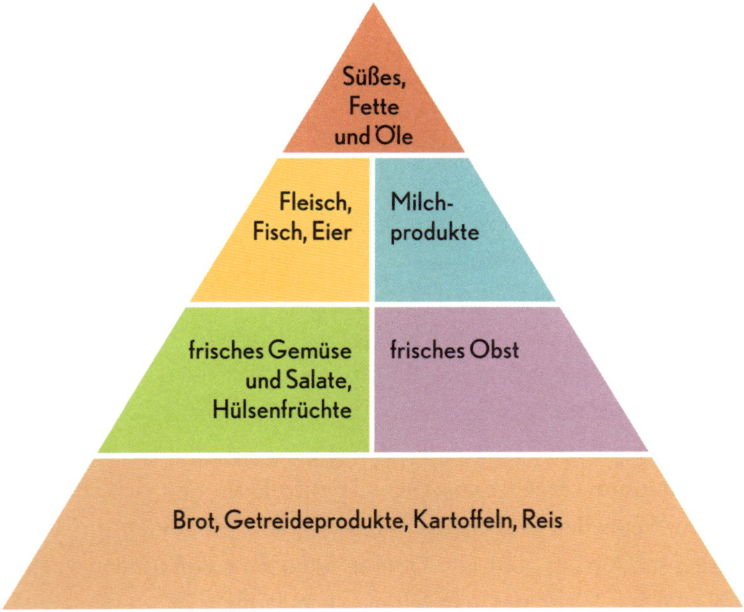

ROHKOST-DIAGRAMM IST KEINE PYRAMIDE

»Caro, siehst du, das kann nicht stimmen«, erwidere ich und zeige ihr ein Rohkost-Diagramm. »Eine stark basische Rohkost-Ernährung, die unseren Körper reinigen und unser Energieniveau optimieren soll, sieht komplett anders aus. Diese Ernährungsempfehlung ist auch keine Pyramide, sondern eher ein Kuchendiagramm, ein Kreis.«

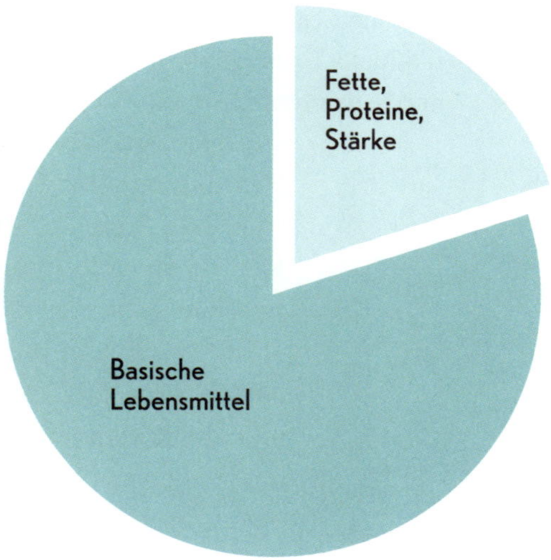

Am meisten benötigt unser Körper basische Lebensmittel wie Obst und Gemüse. Genauer gesagt sollten sie achtzig Prozent unserer Nahrung ausmachen. Dazu brauchen wir Fette und Protein, etwa aus Ölen, Nüssen und Samen. Wenn nötig, kann etwas Stärke durch gekeimte Getreidesorten hinzukommen, wodurch insgesamt die anderen zwanzig Prozent des Nährstoffbedarfs gedeckt werden.

Sobald wir also anfangen, mehr basisch wirkende Lebensmittel zu uns zu nehmen, wird es nicht nur einfacher, Gewicht zu verlieren und es zu halten, sondern unsere Gesundheit, unser Aussehen und unser Energielevel profitieren, da wir den Körper wieder mit den benötigten Mineralien und Enzymen versorgen, die er im Zuge des Säureabbaus verliert.

ZUCCHINI-SPAGHETTI ODER TRÜFFEL-SPAGHETTI?

Zudem müssen wir keine Kalorien zählen und nicht auf Nährstoffzusammensetzungen achten. Auf ganz natürliche Weise wird unser Körper ausbalanciert. Er kann die Nahrung leicht verdauen, sich reinigen und regenerieren und somit alle Nährstoffe absorbieren, die wir ihm durch eine rohe Ernährung zuführen.

Das Ergebnis: jugendliche Haut, glänzendes Haar, starke Nägel und ein schlanker, energiegeladener Körper.

Zudem sind basisch wirkende Nahrungsmittel auch sehr ballaststoffreich. Diese Ballaststoffe wirken wie ein natürliches Polster für unseren Blutzuckerspiegel, indem sie die Absorption von Glukose in den Blutkreislauf verlangsamen und somit verhindern, dass sich unser Blutzuckerspiegel erhöht und unregelmäßig und unberechenbar wird.

Was sind Ballaststoffe?

Ballaststoffe sind weitgehend unverdauliche Nahrungsbestandteile, meist Kohlenhydrate, die vorwiegend in pflanzlichen Lebensmitteln vorkommen. Sie sind in großen Mengen in Früchten, Hülsenfrüchten, Körnern und Gemüse enthalten. Ballaststoffe passieren den Dünndarm unverdaut und bilden den Großteil unseres Stuhls. Sie helfen, den Blutzuckerspiegel zu stabilisieren und somit Diabetes zu kontrollieren. Zudem entfernen sie überschüssiges Cholesterin ebenso wie überschüssige Hormone und binden und deaktivieren krebsverursachende Substanzen/Stoffe. Sie helfen dabei, Giftstoffe kontinuierlich aus dem Körper zu befördern und verhindern somit das exzessive Wachstum und die Vermehrung von schlechten Bakterien, sodass die guten Darmbakterien weiterleben können.

KLEINE HELFER IM DARM

Ballaststoffe sorgen für eine geregelte Verdauung und eine anhaltende Reinigung, die dabei hilft, dauerhaft Giftstoffe abzubauen. Studien ergaben, dass ein Plus von 13 Gramm Ballaststoffen (zusätzlich zur regulären Aufnahme) das Risiko, an Darmkrebs zu erkranken, um 31 Prozent senken kann.

Ich bin überrascht. Sogar meine Caro wird plötzlich nachdenklich. »Und?«, frage ich lächelnd. »Überzeugt? Wie wär's mit leckeren Zucchini-Spaghetti am Samstagabend? Ich lade dich ein!«

Caro schmunzelt: »Bei mir gibt es heute Abend Trüffel-Spaghetti. Aber ich muss zugeben, so richtig gern esse ich sie gar nicht mehr.« Ich lege Caro die Hand auf den Arm: »Hör mal zu, meine Liebe. Ich will weder dich noch irgendjemand anderen missionieren. Das liegt mir fern.

Wenn mich jemand danach fragt, erzähle ich gern, was ich alles über Rohkost gelernt habe. Doch niemand muss meine Begeisterung für diese Ernährungsform teilen. Nur weil ich gern schwarze Kleider trage, musst du das noch lange nicht tun. Ich mag dich auch in Rot oder Grün, mit Trüffel-Spaghetti oder deinen geliebten Schokoriegeln.«

ENERGIEBOMBE ORANGENSAFT

Ich habe jetzt keine Lust mehr auf den gewohntenMuntermach-Kaffee. Er ist vom Speiseplan komplett gestrichen. Stattdessen esse ich ein paar Obstspalten. Und morgens gibt es ein Glas frisch gepressten Orangensaft.

Übrigens eine wahre Energiebombe. Ich habe dies leidvoll erfahren müssen, als ich diesen Saft einmal abends getrunken habe: Danach konnte ich nicht mehr schlafen! Das ist der gleiche Effekt, den eine einzige Tasse Kaffee nach siebzehn Uhr für mich hat.

Fazit: Statt mit schädlichem Kaffee mache ich mich morgens mit Orangen & Co. fit. Und es klappt! Mein Kreislauf ist ganz fix auf Trab. Die Einladung zu Starbucks nehme ich allerdings weiterhin an. Aber es gibt keinen Latte mehr, sondern nur ein einfaches Wasser mit Zitrone.

Sieht übrigens auch schick und trendy aus und ich kann prima darin rühren. Zudem spare ich mir das Sodbrennen und Magendrücken später am Schreibtisch.

WARUM KOFFEIN SCHLECHT IST

Wenn wir Koffein zu uns nehmen, wird es – genau wie alles, was wir essen und trinken – in unserem Körper absorbiert. Allerdings wirkt Koffein auf viele unserer lebensnotwendigen Organe und stört so unterschiedliche Prozesse im Körper. Besonders anstrengend ist Koffein für die Leber, da diese es verstoffwechseln muss. So kann zu viel Koffein die Leber so sehr belasten, dass ihre Fähigkeit zur Fettverbrennung und zum Schadstoffabbau negativ beeinflusst wird.

Koffein kann zudem den Kortisolspiegel im Körper erhöhen. Kortisol ist ein Stresshormon, das im Zusammenhang mit überhöhter Fettspeicherung, besonders in der Bauchregion, steht. Außerdem kann Koffein die Produktion von Noradrenalin fördern. Ein weiteres Stresshormon, das unser Gehirn und unser Nervensystem beeinflusst und unseren Herzschlag und Blutdruck erhöht. Es sorgt für das nervöse Gefühl, das wir bei übermäßigem Kaffeekonsum bekommen – unsere Warn- und Fluchtinstinkte werden geweckt.

Allerdings ist dies auch bei grünem Tee der Fall, der pro Tasse circa 35 Milligramm Koffein enthält. Trotz seines hohen Antioxidantien-Gehalts sollte man deshalb auf ihn verzichten und stattdessen

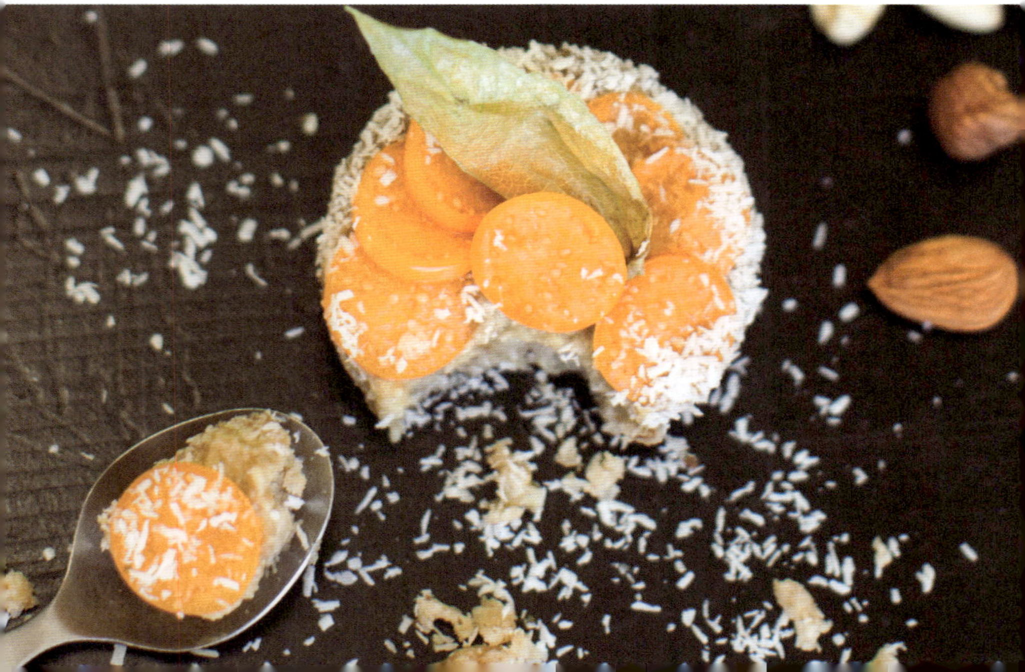

auf Kräuter- oder koffeinfreien Rooibostee zurückgreifen. Diese enthalten ebenfalls die Antioxidantien Aspalathin und Nothofagin.

MEIN TIPP: PH-WERT MESSEN

Den pH-Wert des Urins kann man schnell und einfach mit pH-Indikatorpapier messen. Das sind spezielle, in der Drogerie erhältliche Papierstreifen, die sich unterschiedlich verfärben, je nachdem, ob sie mit sauren oder basischen Flüssigkeiten in Kontakt kommen. Um den pH-Wert des Urins zu messen, taucht man einen Streifen in den frischen Urin und vergleicht ihn danach mit der Farbskala auf der Packung.

Bei gesunden Menschen kann der pH-Wert zwischen fünf und etwa 7,5 schwanken. Der optimale Wert liegt morgens etwa zwischen 6,2 und 6,8 und abends zwischen 6,8 und 7,5.

WAS ICH GELERNT HABE:

- viele Krankheiten und Unstimmigkeiten unseres Körpers entstehen durch Übersäuerung
- unsere Ernährung entscheidet maßgeblich mit, ob unser Körper sich in einem sauren oder alkalischen Milieu befindet
- je mehr alkalische Lebensmittel wir essen, desto besser fühlen wir uns
- was sauer schmeckt, hat oft eine alkalische Wirkung im Körper und umgekehrt
- die klassische Nahrungsmittelpyramide ist veraltet

Rohkost 2.0

Verdauungsbeschwerden? Kenne ich nicht mehr!« Ich frühstücke heute im Fitnessstudio. Es ist zehn Uhr morgens und hinter mir liegt bereits ein zweistündiges Work-out. Ich bin topfit und werde auch langsam wieder schlank. Im letzten Monat habe ich endlich abgenommen. Ein wunderbares Gefühl. Jetzt noch einen leckeren grünen Smoothie und das strahlend-sonnige Wochenende kann beginnen. Ausgerechnet Ute, die Chefin des Fitnessstudios, hat mich gerade gefragt, wo meine auffallend positive Energie herkomme. Samstagmorgens um zehn sei das Studio in der Regel leer oder höchstens von ein paar griesgrämig blickenden Morgenmuffeln besucht. Ich sei eine willkommene Ausnahme. Und während sie mir einen leckeren Drink mixt, erzähle ich ihr von meinem Rohkost-Experiment. Und dann sagt sie offen, dass sie auch gern mehr roh essen würde, aber bei Obst und Gemüse immer sofort Probleme mit der Verdauung bekommt: Blähungen, Magendrücken, Völlegefühl. In ihrem Job könne sie sich das jedoch nicht leisten.

SCHLÜSSELBEGRIFF FOOD-COMBINING

Ja, und dann sitzen wir da, zwei Frauen in den Zwanzigern, und unterhalten uns wie alte Weiber über Verdauungsprobleme. Wobei ich nur noch aus der Vergangenheit spreche. Denn ich bin keine Betroffene mehr. Ich weiß nämlich, worauf man achten muss.

Wie wichtig der Säure-Basen-Haushalt ist, habe ich ja schon im letzten Monat gelernt. Aber seit einiger Zeit weiß ich auch, dass es nicht nur wichtig ist, was ich esse, sondern auch, was ich wirklich von dem verarbeiten und nutzen kann, was ich gegessen habe. Und dafür spielt die Kombination eine Rolle. »Food-Combining« heißt der Begriff, der aus den USA zu uns gefunden hat. Wenn ich die Vitamine und Mineralien von der Frucht nicht richtig aufnehmen kann, weil der Körper noch mit der Verdauung einer zuvor gegessenen Pizza beschäftigt ist, dann kann ich die Vorteile meiner gesunden Nahrung auch nicht optimal nutzen.

ACHTUNG BEI KONZENTRIERTER NAHRUNG!

Verschiedene Nahrungsmittel brauchen unterschiedlich lange, um vom Körper verdaut zu werden. Sie benötigen auch unterschiedliche Enzyme und manche sind auf ein eher saures, manche auf ein eher basisches Milieu angewiesen. Unsere Verdauungsenzyme haben alle verschiedene Funktionen und je nachdem, was wir zu uns nehmen, werden bestimmte Enzyme benötigt.

In der Verdauungslehre unterscheiden wir zwischen »konzentrierten« und »nicht konzentrierten« Nahrungsmitteln.

Konzentrierte Nahrungsmittel enthalten kein Wasser, wie zum Beispiel protein- und stärkehaltige Lebensmittel wie Fisch, Huhn, Samen, Nüsse und Getreide, Kartoffeln oder Brot. Nicht konzentrierte Lebensmittel enthalten viel Wasser, etwa reife Früchte (außer Bananen und Trockenfrüchten) und nicht stärkehaltige Gemüse.

Für die Verdauung dieser unterschiedlichen Nahrungsmittelgruppen braucht der Körper:

a) unterschiedlich lange, stark wasserhaltige Nahrungsmittel werden sehr schnell verdaut,

b) unterschiedliche Verdauungssäfte mit verschiedenen Verdauungsenzymen.

Wasserhaltige Lebensmittel sind für den Körper in der Regel leicht zu verdauen. Es kostet ihn nur wenig Energie.

Bei den konzentrierten Lebensmitteln sieht es anders aus. Hier kann der Körper immer nur eine Art auf einmal verdauen, entweder ein proteinhaltiges oder ein stärkehaltiges Nahrungsmittel. Es hat Folgen, wenn man gegen diese Regel verstößt. Wer also Müsli mit

Milch, Eier mit Brot, Fisch mit Reis, Sushi mit Couscous isst, kann Blähungen, Magendrücken, Völlegefühl bekommen.

Das ist leicht zu erklären: Um Proteine, also Fisch, Huhn, Eier oder Käse zu verdauen, benötigt unser Magen eine saure Umgebung, um die enthaltenen Proteine aufzuspalten. Ein Milieu, das Salzsäure und ein Enzym namens Pepsin enthält.

STÄRKE UND PROTEINE BRAUCHEN VERSCHIEDENE PH-MILIEUS

Um Stärke, also Brot, Pizza, Getreide, bestimmte Gemüse wie Kürbis, Bohnen, Linsen und Früchte wie Karotten und Zucchini abzubauen, benötigen wir ein Enzym namens Alpha-Amylase, das nur in einem alkalischen Milieu vernünftig wirken kann.

Proteine brauchen also ein saures Milieu zur Verdauung, Stärke braucht ein alkalisches. Wenn beides zusammen gegessen wird, schießt der Körper beide Enzyme zu. Und wenn wir nun wieder an unseren Chemieunterricht denken, fällt uns ein, was passiert, wenn wir Säuren und Basen zusammenführen: Sie neutralisieren sich. Und genau das Gleiche passiert, wenn wir Kohlenhydrate beziehungsweise Stärke und Proteine zur gleichen Zeit essen.

»Der Körper reagiert mit zwei Verdauungsenzymen, die sich gegenseitig neutralisieren.«

Der Körper reagiert mit zwei Verdauungsenzymen, die sich gegenseitig neutralisieren. Und da solche Nahrungssubstanzen nicht natürlich gespalten und verarbeitet werden, muss unser Magen immer mehr Verdauungsenzyme produzieren, die sich aber zum großen Teil wieder und wieder neutralisieren. Dieser ineffiziente Verdauungsprozess dauert Stunden und kostet unseren Körper wahnsinnig viel Energie. Wir werden nach dem Essen dieser Nahrungsmittelkombination schnell müde, da all unsere Energie in unserem Magen gebraucht wird. Zudem können Blähungen, Völlegefühl und Sodbrennen die Folge sein.

Unser Körper kann ein so schlecht kombiniertes Essen nicht optimal verarbeiten und auch nie zu einhundert Prozent verdauen.

Das hat wiederum negative Folgen. Denn je länger ein Nahrungsmittel in unserem 37 Grad warmen Körper bleibt und je langsamer es sich durch unsere Verdauungsorgane bewegt, desto größer ist die Wahrscheinlichkeit, dass giftige Rückstände entstehen. Über die Stunden hinweg verfaulen die Proteine und die Kohlenhydrate beginnen zu gären.

Beides sind natürliche Prozesse der Zersetzung. Sie hinterlassen saure, wasserstoffhaltige Giftstoffe als Abfallprodukt der anstrengenden Verdauung und beschleunigen so insgesamt den Alterungsprozess des Körpers.

DER JOKER: NICHT STÄRKEHALTIGES GEMÜSE

»Was soll ich also essen?«, will Ute jetzt ganz genau wissen. »Ganz einfach, entweder stärkehaltige oder proteinhaltige Lebensmittel. Eine Regel, die man sich eigentlich ganz leicht merken kann«, antworte ich ihr.

Dazu habe ich aber auch noch eine weitere gute Nachricht für sie: Nicht stärkehaltiges Gemüse lässt sich mit allem kombinieren. Diese Gemüsesorten sind wundervolle, basisch wirkende, nicht konzentrierte Nahrungsmittel. Sie sind für den Körper sehr leicht zu verdauen und als absolut neutral zu betrachten. Sie lassen sich in beiden Milieus und mit beiden Enzymarten optimal verdauen. Man kann zu Gemüse etwa Fisch, Nüsse, Eier oder Kartoffeln – eben einfach alles – essen.

WEITERE TIPPS FÜR ROHKÖSTLER:

- Fette nur in geringem Maße mit Proteinen kombinieren, besser mit Kohlenhydraten
- Früchte immer auf leeren Magen essen, man kann sie aber mit Gemüse kombinieren, zum Beispiel mit grünem Salat. Sie lassen sich am schnellsten verwerten und sind nach etwa zwanzig bis dreißig Minuten verdaut
- Wassermelonen am besten nicht zusammen mit anderen Nahrungsmitteln essen

Richtige Kombination von Nahrungsmitteln

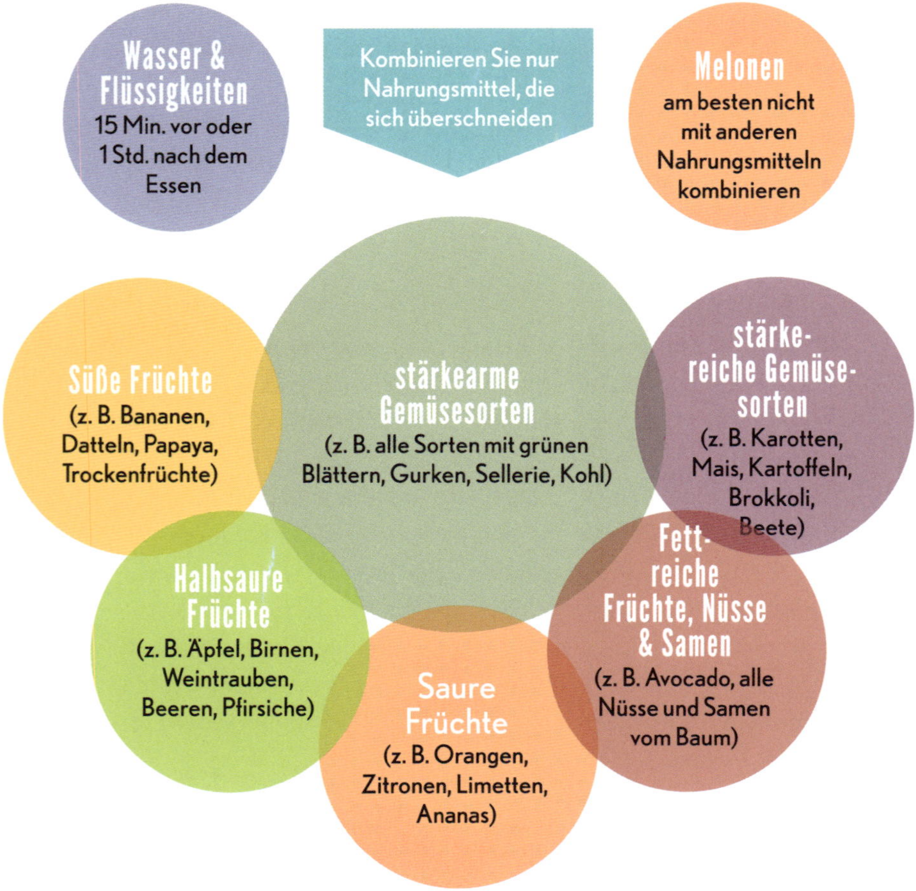

Wasser & Flüssigkeiten
15 Min. vor oder 1 Std. nach dem Essen
Kombinieren Sie nur Nahrungsmittel, die sich überschneiden
Melonen
am besten nicht mit anderen Nahrungsmitteln kombinieren
Süße Früchte
(z. B. Bananen, Datteln, Papaya, Trockenfrüchte)
stärkearme Gemüsesorten
(z. B. alle Sorten mit grünen Blättern, Gurken, Sellerie, Kohl)
stärkereiche Gemüsesorten
(z. B. Karotten, Mais, Kartoffeln, Brokkoli, Beete)
Halbsaure Früchte
(z. B. Äpfel, Birnen, Weintrauben, Beeren, Pfirsiche)
Saure Früchte
(z. B. Orangen, Zitronen, Limetten, Ananas)
Fettreiche Früchte, Nüsse & Samen
(z. B. Avocado, alle Nüsse und Samen vom Baum)

WIR KÜMMERN UNS ZU WENIG UM DAS WESENTLICHE

Wenn wir also rohes Obst und Gemüse zu uns nehmen, helfen wir unserem Körper dabei, sein alkalisches Milieu aufrechtzuerhalten. Unser Körper besteht selbst zu etwa siebzig Prozent aus Wasser und je mehr Wasser und Sauerstoff wir durch unser Essen konsumieren, desto gesünder werden wir uns fühlen und desto besser und tief greifender lässt sich der Alterungsprozess unterbrechen.

Ute hört mir fasziniert zu. »Davon habe ich noch nie etwas gehört«, sagt sie und nippt mit mir an einem leckeren grünen Smoothie, »weißt du Kriss, man beschäftigt sich mit so vielen Dingen, aber das, was unseren Körper am Leben hält, ist uns immer noch ziemlich egal. Wir überlegen uns, welche Schuhe zur Hose passen und welcher Lippenstift zum Nagellack, aber wie wir von innen heraus gesund und schön bleiben, das ist uns egal.« Und dann sieht mich Ute kopfschüttelnd an. »Wie doof sind wir Menschen eigentlich?«

Ich nicke. »Stimmt, Ute. Aber unsere Ernährungsgewohnheiten und die Dinge, die wir essen können, verändern sich so rasant, dass auch die Wissenschaft gar nicht mehr mitkommt. Um wirklich halbwegs aktuell informiert zu sein, muss man ständig lesen. Und nicht nur das: Es sind Unmengen an Informationen auf dem Markt. Nicht alle darf man glauben, denn da wirken auch die Interessen der großen Pharma- und Lebensmittelkonzerne und riesiger Wirtschaftsunternehmen, die dafür sorgen, dass manche Studien in den Schubladen der Wissenschaftler verschwinden.«

MEINE ROHKOST-BEGEISTERUNG STECKT AN

Ich erzähle auch davon, wie wir durch geschickte Werbung dazu verleitet werden, ständig zu viel Zucker zu uns zu nehmen, oder wie man uns einredet, dass Kaffee gesund ist. Alles Werbestrategien, denen wir auf den Leim gehen. Das heißt also, man muss nicht nur lesen, man muss auch versuchen abzuwägen, sich informieren, wer welche Studien finanziert hat und welche Interessen sie bedienen sollen. Man muss lesen, hinterfragen, vergleichen und seinen gesunden Menschenverstand einsetzen.

Als ich nach Hause gehe, bin ich zufrieden, dass ich auch andere mit meiner Rohkost-Be-

Tipp

Je schneller ein Nahrungsmittel unser Verdauungssystem durchläuft und es wieder verlässt, desto gesünder ist es für den Körper. Für Rohköstler heißt dies also: Keine Früchte mit Nüssen oder Samen kombinieren!

geisterung anstecke. Ich bin froh, dass ich so lange durchgehalten habe. Denn die letzten Monate waren in puncto Essen nicht besonders einfallsreich. Ich würde gern mal öfter etwas abwechslungsreicher essen. Aber dafür bin ich gar nicht »ausgestattet«. Es ist Samstag, in der Stadt sind die Geschäfte geöffnet, ich habe frei. Ideal, um mich endlich richtig auszurüsten. Denn für Rohköstler gibt es mehr als nur ein Messer, einen Spiralschneider und einen Mixer.

Das Angebot ist üppig. Bei meinem Besuch auf der »Rohvolution«, der ersten Messe für Rohköstler und andere Ernährungsbegeisterte, habe ich mächtig geschluckt. Für zweitausend Euro hätte ich ein Einstiegspaket bekommen können. Für einen Dörrautomaten muss man allein vierhundert Euro rechnen. Für den Premium-Mixer siebenhundert. Nee, nee, nichts für mich! Ich kann mir keine teuren und aufwendigen Geräte leisten und habe improvisiert, zumal ich gar nicht wusste, ob ich das Rohkost-Leben wirklich durchhalte. Doch mittlerweile weiß ich, dass ich dabei bleibe, und kann eine passende Ausrüstung brauchen.

GRUNDAUSSTATTUNG FÜR DIE ROHKOST-KÜCHE

Sieben Sachen gehören auf jeden Fall in die Küche eines Rohköstlers und statt mir die Utensilien in den wenigen Fachgeschäften in Frankfurt zusammenzusuchen, werde ich alles bequem vom Sofa aus bei Keimling bestellen. Von einem weiteren Hilfsmittel muss ich aber noch träumen.

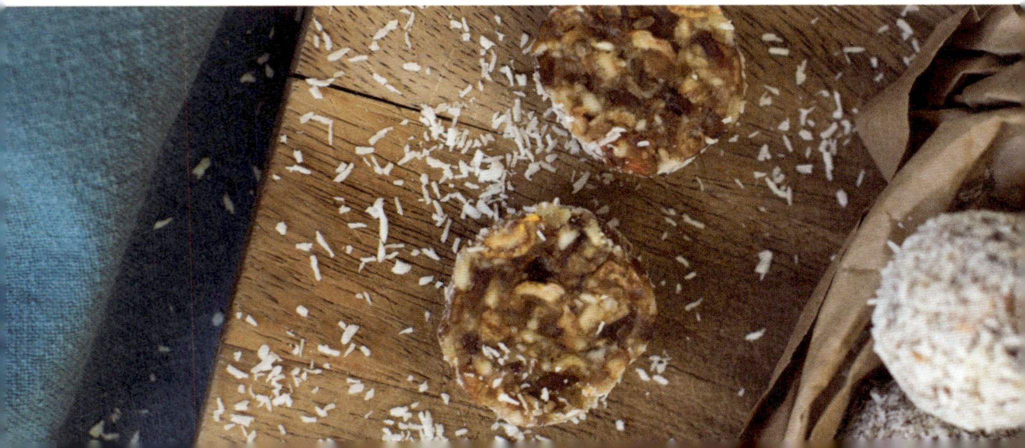

1. MIXER

Ein Mixer muss ins Haus! Egal ob man einhundert Prozent oder auch nur zehn Prozent roh essen möchte. Mit einem Mixer kann man Smoothies, rohe Suppen, Salatdressings oder auch Rohkost-Cremes herstellen. Zudem ist ein Mixer einfach anzuwenden, superleicht zu reinigen und zeitsparend. Wichtig ist eine sogenannte Pulse-Funktion. Damit kann man etwas dickflüssigere Smoothies oder cremige Dressings zubereiten.

Übrigens ist Mixen die optimale Vorbereitung der Nährstoffe für unsere Verdauung. Wir müssen nicht mehr viel kauen und die ganzen Vitamine und Mineralien stehen dem Körper schnell zur Verfügung – ohne viel eigene Arbeit.

2. FOOD-PROZESSOR

Ein Food-Prozessor muss auch sein. Damit bereitet man dickere Pasten für Böden oder Kekse zu.

3. PÜRIERSTAB

Ein praktisches Kochutensil, vor allem, wenn man kleine Mengen an Dressings herstellen möchte und keine Lust hat, den großen Mixer zu benutzen.

4. MESSER

Scharfe Messer gehören unbedingt zur Ausstattung. Am besten sind Messer aus Keramik, da sie nicht oxidieren und somit noch besser für die Zubereitung von Obst und Gemüse geeignet sind als ihre Verwandten aus Metall.

5. SPIRALSCHNEIDER

Eine wunderbare Erfindung! Ein Spiralschneider kostet nur ein paar Euro und eröffnet der Rohkost ganz neue Welten. Damit lassen sich Zucchini oder auch Gurken in lange, gelockte Spaghetti schneiden. Das Ergebnis ist für alle ein Hingucker. Essen soll ja auch ansprechend aussehen, ganz gleich ob gekocht oder roh.

6. KÜCHENREIBE

Für Lasagne oder Geraspeltes und Gehobeltes

7. SPROSSENGLAS

Macht es super einfach, selbst Sprossen zu ziehen und dadurch die Vielfalt des täglichen Menüs anzureichern.

8. DÖRRAUTOMAT

Den hätte ich wirklich gern, aber er ist mir schlichtweg zu teuer. Also nehme ich meinen ganz normalen Backofen, den man auf eine Position zwischen vierzig und fünfzig Grad einstellen kann.
Sollte dies nicht gehen, kann man auch einfach einen großen Kochlöffel zwischen die Tür klemmen, sodass der Ofen nicht zu heiß wird. Das ist zwar unter Energiespar-Gesichtspunkten keine Dauerlösung, reicht aber zum Ausprobieren – und gibt Anlass zum Sparen für den Dörrautomaten.

WICHTIG: Wer nicht zu einhundert Prozent roh isst, sollte nur gelegentlich auf gedörrte beziehungsweise getrocknete Nahrungsmittel zurückgreifen und ansonsten eher wasserhaltige und frische Lebensmittel konsumieren.

GRUNDAUSSTATTUNG AN ZUTATEN

Wer Rohkost mit Abwechslung möchte, braucht auch Lebensmittel-Basics für die Rohkost-Küche. Ich habe schon länger vor, mich entsprechend auszurüsten. Heute plündere ich meine Ersparnisse und es geht los! Ich schreibe mir eine Einkaufsliste für Keimling und ich weiß, am nächsten Tag steht alles auf meinem Schreibtisch im Büro.

ÖLE UND SÜSSE

- unraffinierte/s, rohe/s Kokosbutter/Kokosöl
- kaltgepresstes Olivenöl
- Himalayasalz
- Tamari, natriumreduziert

- roher Kakao
- roher Tahin
- roher Honig
- Agave
- getrocknete Datteln und Feigen
- Vanilleextrakt
- sonnengetrocknete Tomaten

ALGEN

- rohe Nori-Blätter
- Kelp-Nudeln
- Wakame
- Arame

GEWÜRZE

- schwarzer Pfeffer
- Cayenne-Pfeffer
- Zimt
- Cumin
- Koriander
- italienische Kräuter
- Rosmarin

NÜSSE UND SAMEN

- rohe Mandeln
- Leinsamen
- Hanfsamen
- Macadamianüsse
- Pekannüsse
- Pinienkerne
- Sonnenblumenkerne
- Walnüsse
- Sesam

ALGENTABLETTEN

- Chlorella
- Spirulina

SUPERFOODS

- Açaí-Beeren
- Goji-Beeren
- Maca-Pulver

FRÜCHTE UND GEMÜSE, DIE/DAS MAN AUCH GEFROREN GUT ESSEN KANN

- Beeren
- Spinat
- Sprossen

WAS ICH GELERNT HABE:

- Nahrungsmittel unterscheiden sich in ihrem Wassergehalt
- je nach Wassergehalt benötigen sie unterschiedlich viel Zeit, um verdaut zu werden
- jede Nahrungsmittelgruppe hat ihr eigenes Verdauungsenzym
- Verdauungsenzyme sind meist nicht kompatibel miteinander
  Sie können sich sogar gegenseitig in ihrer Wirkung aufheben
- wenn bestimmte Nahrungsmittel falsch kombiniert gegessen werden, kann der Körper sie nicht richtig verdauen, was zu negativen Begleiterscheinungen führt

Mineralien, Enzyme, Fette: Was Rohkost alles kann!

»Hast du keine Angst, krank zu werden?« Ich zucke zusammen. Was soll die Frage? Ich bin ein paar Tage bei meinen Eltern in Spanien, genauer gesagt an der Küste Valencias. Wir sind zum Essen bei unserem Freund Santiago, der ein kleines Restaurant am Hafen betreibt. Als er mich nach der Bestellung fragt und ich Salat angebe, nur Salat, ist er ratlos. »Du willst nichts essen außer Salat? Ich habe leckere frisch gefangene Gambas da. Und – warte mal.« Santiago dreht sich kopfschüttelnd um und verschwindet in der Küche. Er ist 65 Jahre alt, sehr korpulent und führt mit seiner Frau Maria seit dreißig Jahren ein Fischrestaurant im Küstenstädtchen Gandia. Meine Eltern haben hier eine Terrassenwohnung im Herzen der Stadt und sind einige Monate im Jahr dort. Dabei geht es weniger um Urlaub. Meine Mutter arbeitet hier. Sie hat viele Kontakte in die spanischsprachige Welt und schreibt über Deutsche, die im Ausland einen neuen Weg gegangen sind. Ich komme immer nur für ein paar Tage in den Süden, zum Ausspannen, Sonne tanken, hören, was die Familie bewegt.

Wenn ich da bin, steht immer ein Besuch bei Santiago auf dem Programm. Er liebt es, alles aufzutischen, was er an Meeresschätzen in der Küche hat. Dabei essen nur mein Vater und mein Bruder davon. Meine Mutter bekommt immer nur ihr »Verdura a la plancha« – gebratenes Gemüse. Das heißt, wir beide haben es immer gegessen. Aber jetzt ist ja alles anders. Ich bin jetzt Rohköstlerin. Santiago hat angewidert den Kopf geschüttelt, als ich nur das Wort ausgesprochen habe.

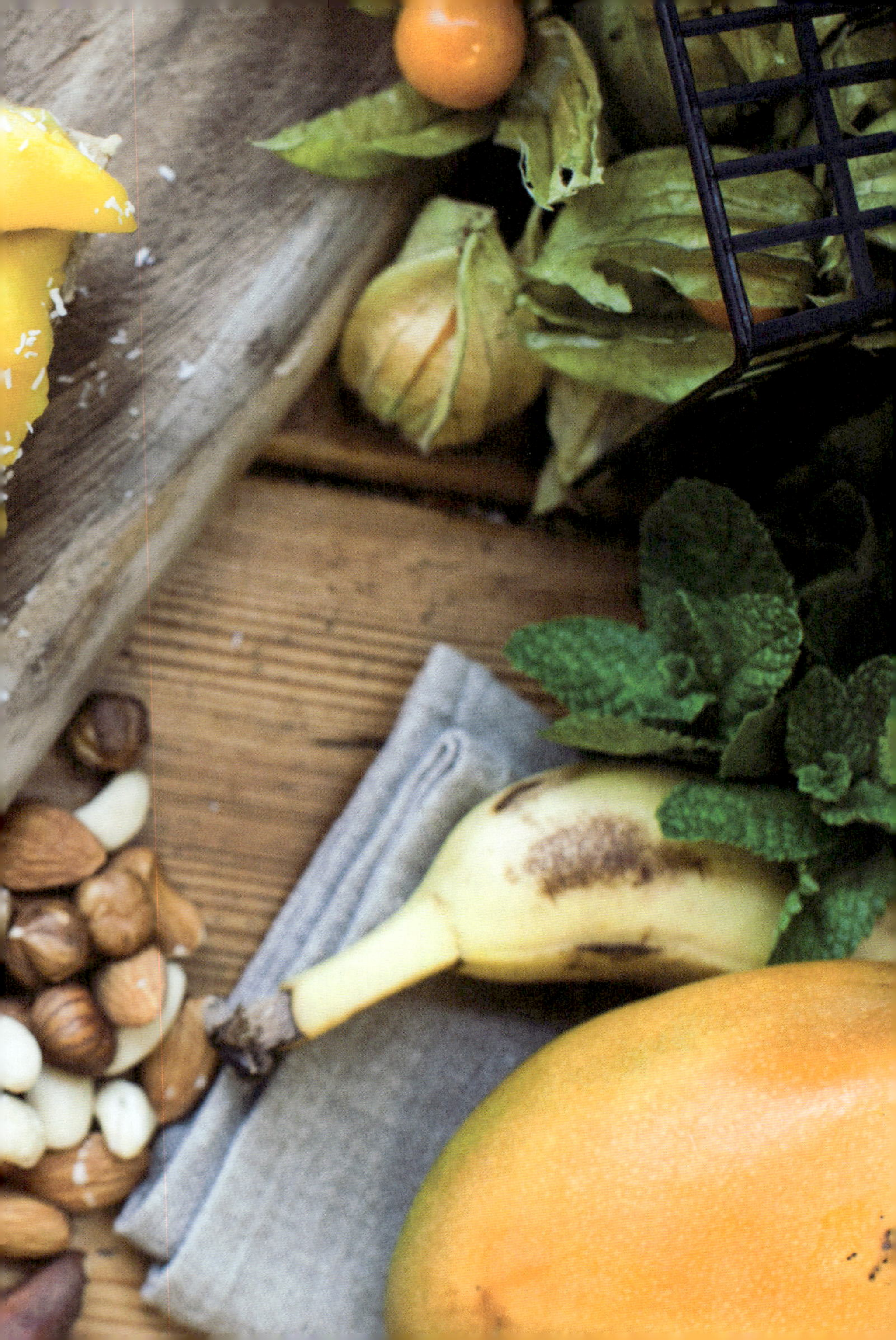

Jetzt steht er mit einem rosig glänzenden toten Fisch vor mir und erzählt mir wild gestikulierend, dass er ihn erst heute Morgen aus dem Meer geholt habe und es nichts Besseres für mich gebe. Meine Mutter sieht mal wieder betroffen auf ihren leeren Teller. Ich weiß, was sie jetzt denkt: »Er hatte Familie und wäre so gern im Wasser geblieben!« Sie ist eben Tierfreundin.

65 JAHRE ERNÄHRUNGSGEWOHNHEIT SIND SCHWER UMZUSTELLEN

Ich lächele nur ausgleichend und sage Santiago in meinem nettesten Tonfall, dass ich zwar nur Rohes äße, roher Fisch aber absolut nicht mein Geschmack sei. Aber ein Salat, der wäre prima. Aber bitte nur mit frischen Zutaten.

»Solo ensalada? Todo dia?«, fragt er sichtbar irritiert. Er mag mich, aber jetzt denkt er, ich hätte einen Knall. Schwer atmend bringt er den Fisch zurück in die Küche. Dann setzt er sich zu uns an den Tisch und fragt mich mitfühlend, ob ich denn wirklich keine Angst hätte, krank zu werden. Dabei sieht er meine Eltern an und aus seinem Blick ist unschwer zu lesen, was er damit sagen möchte: Kümmert Euch! Das Kind ist durcheinander! Da muss man eingreifen!

Ich möchte Santiago so gern erzählen, dass ich keineswegs durchdrehe. Ich möchte ihm auch gern erzählen, dass auch er seine Ernährung umstellen sollte. Denn er ist nicht nur viel zu mollig, er hat auch eine ungesunde Haut und vor einem Jahr einen Herzinfarkt erlitten. Für ihn wäre Rohkost ideal.

»Ich möchte Santiago gern erzählen, dass ich keineswegs durchdrehe. Ich möchte ihm auch gern erzählen, dass auch er seine Ernährung umstellen sollte.«

»Vergiss es«, sagt meine Mutter. »So lange kannst du gar nicht reden. Niemals verzichtet Santiago auf seinen Fisch, den Wein und die vielen fettigen Beilagen. Er hat sich in seinem ganzen Leben noch nicht mit Ernährung beschäftigt und isst einfach nur das, was ihm schmeckt und was er kennt. Er ist jetzt 65 Jahre alt und festgefahren in seinen Gewohnheiten. Du wirst ihn durch nichts erreichen.«

Meine Mutter hat recht. Ich kann nicht die ganze Welt überzeugen. Wenig später steht einer der besten Salate vor mir, den ich je bekommen habe. Maria hat ihn in der Küche gezaubert. Sie ist genauso alt wie Santiago, ruft mir aber aus der Küche augenzwinkernd zu, dass sie einen Artikel in der spanischen »¡Hola!« über Rohkost gelesen habe, aber nicht gedacht hätte, einmal eine Rohköstlerin in ihrem Restaurant zu treffen. Fazit: Es sind mal wieder die Frauen, die aufgeschlossen und modern sind.

KURZER ÜBERBLICK: WAS HÄLT UNS GESUND?

Maria bringt mir zum Nachtisch eine Schale mit Nüssen und Trockenobst. Es ist schon nach Mitternacht und es sind nur noch ein paar Gäste im Restaurant. Maria setzt sich mit einem Glas Rotwein zu mir und will wissen, seit wann und warum ich roh esse. Sie hat den Artikel aus der »¡Hola!« noch gut im Kopf. Aber sie will jetzt von mir wissen, ob Rohkost den Körper mit allem versorgt, was er will. Sie spricht gut Englisch und ich kann ihr vieles erklären. Meine Familie wird ungeduldig. Sie gehen schon nach Hause. Aber Maria und ich, wir sitzen noch fast zwei Stunden zusammen und reden über Enzyme & Co. Über die vielen kleinen »Zutaten«, die für das Zusammenspiel in unseren Körpern nötig sind, und damit wir gesund bleiben.

ENZYME

Enzyme sind die Katalysatoren aller biochemischen Reaktionen in allen Lebewesen und erfüllen Tausende lebenserhaltende Aufgaben. Sie sind an jedem körperlichen Vorgang beteiligt. So sind sie beispielsweise dazu da, die DNA, die Erbinformation der Zelle zu reparieren, Nahrungsmittel zu verdauen oder Nährstoffe aufzunehmen und zu verarbeiten. Sie beugen der Faltenbildung vor und helfen dabei, unsere Haut strahlend und geschmeidig zu machen. Sie unterstützen das Abnehmen und die Entgiftung, indem sie den Stoffwechsel beeinflussen. Je mehr Enzyme im Einsatz sind, desto besser funktionieren diese Prozesse.

Sie sind, anschaulich ausgedrückt, die »Zündkerzen« des Stoffwechsels. Ohne Enzyme kann kein Stoffwechsel – also keine Verdauung und keine Entgiftung – stattfinden. Weder Vitamine noch Mineralstoffe oder Hormone können ihre Aufgaben erfüllen. Ohne Enzyme funktioniert das Wunderwerk Mensch nicht. Ganz klar: Fehlen Enzyme, werden wir krank!

Wenn wir auf die Welt kommen, verfügen wir über einen großen Vorrat an Enzymen, doch je älter wir werden, desto schneller erschöpft sich dieser Vorrat. Der Körper verliert die natürliche Fähigkeit, genügend Enzyme herzustellen, wodurch der Stoffwechsel sich verlangsamt und Alterserscheinungen auftreten.

Viele Enzyme produziert der Körper selbst. Andere sollten ihm aber auch von außen zugeführt werden, um die Verdauung und Gesundheit zu unterstützen. Diese Enzyme kommen natürlicherweise in rohen Lebensmitteln vor, in Früchten, Gemüse oder Salaten. Sie verbessern ganz allgemein die Verdauung und entlasten so den Körper, damit wir mehr Energie zum Leben haben. Sie reduzieren die Auswirkungen des Alters und unterstützen das Immunsystem.

Allerdings sind Enzyme hitzeempfindlich. Über 42 Grad erhitzt, sind die Enzyme zerstört. Außerdem können bestimmte Enzyme nur dann richtig arbeiten, wenn auch eine ausreichende Menge an Mineralien zur Verfügung steht.

MINERALIEN

Doch woher kommen Mineralien? Die meisten Mineralien kommen aus dem Boden. Sie sind wasserlöslich und werden durch die Wurzeln der Pflanzen aufgenommen und gefiltert. Von dort aus bewegen sie sich durch den Stamm der Pflanze bis hin zu ihren Blättern. Grüne Pflanzen können uns mit dem kompletten Spektrum an Mineralien versorgen. Und nicht nur das: Sie versorgen uns zudem mit Vitaminen und Aminosäuren und sind das beste Nahrungsmittel für die Entgiftung unseres Körpers, weil sie so alkalisch sind. Je mehr wir von ihnen essen, desto mehr Gifte werden aus unseren Zellen transportiert.

NAHRUNGSMITTEL MIT HOHEM MINERALIENGEHALT

Grünes Gemüse

Rucola, Bok Choy, Löwenzahn, Mangold, Grünkohl, Brokkoli, Sellerie, Gurken, Radicchio, Spinat, Wasserkresse, Weizengras, Mangold

Kräuter

Basilikum, Koriander, Petersilie, Dill, Fenchel, Minze

Sonstiges Gemüse

Spargel, Rüben, Rosenkohl, Kohl, Möhren, Blumenkohl, Auberginen, Zwiebeln, Lauch, Endivien, Tomaten, Radieschen, Zucchini, Meeresgemüse, Erbsen, Pastinaken

Sprossen

Alfalfa, Brokkoli, Sonnenblumen, Rettich, Klee

Früchte

Açaí-Beeren, Äpfel, Feigen, Avocados, Bananen, Johannisbeeren, Blaubeeren, Kirschen, Oliven, Limetten, Zitronen, Weintrauben, Grapefruits, Goji-Beeren, Orangen, Papaya, Birnen, Ananas, Pflaumen, Mandarinen, Granatäpfel

Nüsse und Samen

Mandeln, Paranüsse, Kakaobohnen, Kokosnüsse, Hanfsamen, Macadamianüsse, Pecannüsse, Pinienkerne, Kürbiskerne, Sesam, Sonnenblumenkerne, Walnüsse

Wurzeln

Ingwer, Maca, Kurkuma

MINERALIEN UND IHRE FUNKTION

1. SILIZIUM

Sorgt dafür, dass unser Haar dick ist, unsere Nägel stark und wir insgesamt vital sind. Zudem bekommen wir eine schöne Haut und weniger Falten. Silizium stärkt auch Bindegewebe sowie Knochen und lässt uns beweglich bleiben. Reichlich Silizium ist beispielsweise enthalten in Gemüse und Früchten wie:

- Datteln
- Sultaninen
- Spinat

2. ZINK

Baut das Kollagen unserer Haut wieder auf, um sie gesund, strahlend und weich zu erhalten und Falten vorzubeugen. Zink verhindert außerdem unschöne Dehnungs- oder sogenannte Schwangerschaftsstreifen und stärkt unser Immunsystem für die Wintermonate. Es ist enthalten in:

- Roggenkeimlingen
- Weizenkeimlingen
- Sonnenblumenkernen
- Paranüssen

3. EISEN

Ist der Hauptbestandteil von Hämoglobin-Molekülen, erzeugt magnetisches Blut und sorgt so dafür, dass unser Blut mit genug Sauerstoff versorgt wird. Sauerstoffreiches Blut ist die Voraussetzung für eine gesunde Blutzirkulation. Es versorgt uns mit Energie, stärkt das Immunsystem und schenkt uns einen gesunden Schlaf. Eisen findet sich in:

- Fenchel
- Brokkoli
- Johannisbeeren
- getrockneten Aprikosen

4. MAGNESIUM

Fördert die Entgiftungsvorgänge im Körper. Zudem hilft es den Knochen, Kalzium zu absorbieren, und spielt dadurch bei der Umwandlung von Vitamin D eine wichtige Rolle. Es ist unter anderem enthalten in:

- Sonnenblumenkernen
- Brokkoli
- Kohlrabi

5. KALIUM

Ist ein Elektrolyt und hält den Flüssigkeitshaushalt unseres Körpers aufrecht. Zudem benötigt der Körper Kalium, um die Zellen zu reinigen, da es den Transport von Nährstoffen in die Zellen und den Abtransport von Giftstoffen aus den Zellen reguliert. Kalium enthalten zum Beispiel:

- Karotten
- Kohlrabi
- Aprikosen
- Bananen

6. KALZIUM

Ist besonders für unsere Knochenstärke relevant. Man findet es in:

- Avocados
- Spinat
- Aprikosen
- Bananen
- Feigen
- Hagebutten

Der beste Weg, um unseren Körper mit genügend Enzymen zu versorgen, ist somit eine Ernährung, die reich an Obst, Gemüse, Sprossen und Nüssen ist. Da Enzyme durch Hitze komplett zerstört werden, ist es optimal, sie roh zu essen. Es gilt also: Je mehr lebende Pflanzen wir essen, desto lebendiger fühlen wir uns auch.

ENERGIE-BOOSTER POWER-GREEN-SMOOTHIE

Das Nonplusultra ist die Kombination von Mineralien und Enzymen in einem Power-Green-Smoothie. Es gibt keinen besseren Weg, unseren Mineralien- und Enzym-Vorrat aufzufrischen, als einen schnell zubereiteten und leckeren Green-Smoothie. In Green-Smoothies können wir Gemüse und Früchte kombinieren und sie durch das Mixen und Entsaften perfekt auf die Verarbeitung durch unseren Körper vorbereiten. Wir bekommen schnell eine geballte Ladung an Mineralien und Enzymen. Zudem schmecken sie super und besitzen durch das grüne Gemüse wahnsinnig viel Chlorophyll – flüssigen Sonnenschein!
Schon nach wenigen Tagen merkt man, wie wunderbar dieser Drink für das Aussehen, das Energielevel und die Verdauung ist!

Wichtig! Die Green-Smoothies sollten frisch zubereitet werden, dann haben sie einen optimalen Enzym- und Mineraliengehalt. Tipp: Gekeimte Samen sollte man vor dem Verzehr eine Weile in die Sonne stellen, damit sie ihr Chlorophyllreservoir noch einmal auffüllen können.

Was ist Chlorophyll?

Chlorophyll gibt es nur in Pflanzen. Es ist das Pigment, das für die grüne Farbe sorgt und die Fotosynthese ermöglicht. Chlorophyll ist also dazu da, die Energie aus den Sonnenstrahlen in Energie für die Pflanzen umzuwandeln. Im »Blut einer Pflanze« spielt Chlorophyll dieselbe Rolle wie das Hämoglobin in unserem Blut. Der einzige Unterschied ist, dass Chlorophyll an Magnesium gebunden ist und Hämoglobin an Eisen. Chlorophyll reichert unser Blut ebenfalls mit Energie an und grünblättrige Nahrung ist somit die beste und schnellste Energiequelle, die wir uns vorstellen können.

SEKUNDÄRE PFLANZENSTOFFE

Die Komponenten, die Obst und Gemüse ihr Farbspektrum verleihen, sind auch jene, die sie mit den wunderbaren Nährstoffen versorgen. Wer also eine Vielzahl an unterschiedlichen Farben isst, sorgt automatisch dafür, alle nötigen Vitamine und Mineralien aufzunehmen. Und das Auge profitiert auch, denn farbenfrohe Nahrung sieht nebenbei einfach auch wunderschön aus.

Super-Green-Power-Smoothie

½ Avocado
1 Apfel
½ Gurke
½ Stange Sellerie
2-3 Handvoll frischer Blattspinat
1 Chicorée
½ Eisbergsalat
500 ml Kokoswasser
Stevia oder Agavendicksaft zum Süßen
optional: ein bisschen Zimt oder Vanille

Avocado, Apfel, Gurke, Sellerie, Blattspinat, Chicorée und Eisbergsalat waschen und klein schneiden.
Zusammen mit dem Kokoswasser in einen Mixer geben und auf höchster Stufe zum Smoothie vermischen.
Mit Stevia oder Agavensirup abschmecken und nach Belieben ein bisschen Zimt oder Vanille hinzufügen.

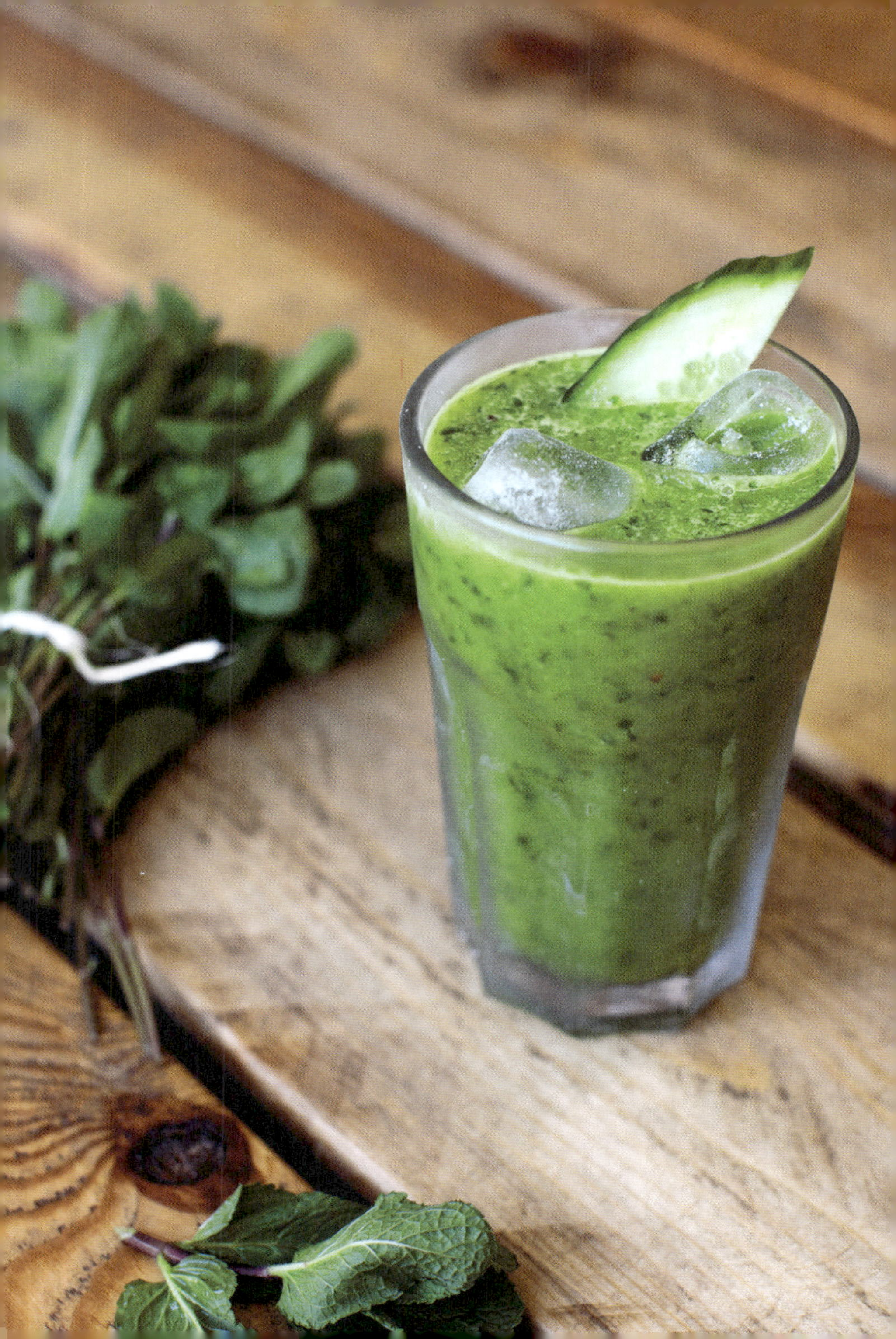

Verschiedene Farben liefern verschiedene Nährstoffe

Rot

Tomaten, rote Paprika, pinke Grapefruits, Kirschen, Erdbeeren, rote Weintrauben, rote Äpfel, Wassermelonen

enthaltene sekundäre Pflanzenstoffe:

- Polyphenole: krebshemmend, herzschützend
- Lycopin: reduziert das Magen- und Prostatakrebsrisiko

Orange

Karotten, Süßkartoffeln, orange Paprika, Kürbis, Aprikosen, Cantaloupe-Melonen, Mangos, Orangen

enthaltene sekundäre Pflanzenstoffe:

- Carotinoide: aus ihnen synthetisiert der Körper Vitamin A, sie schützen die DNA und vor Krebs

Gelb

Mais, gelbe Paprika, Zitronen, Grapefruit, Orangen, Pfirsiche, Mandarinen, Birnen, Ananas

enthaltene sekundäre Pflanzenstoffe:

- Flavonoide: schützen vor kardiovaskulären Krankheiten und Krebs
- Lutein/Zeaxanthin: gehören beide zur Gruppe der Xanthophylle, Antioxidantien, wirken antiviral und helfen gegen Grauen Star

Grün

Brokkoli, Lauch, Blattgemüse (Rucola, Kohl, Salat, Petersilie, Mangold, Grünkohl, Rosenkohl, Bok Choy)

enthaltene sekundäre Pflanzenstoffe (die hier genannten zählen zu den Senfölen):

- Isothiocyanate: vorbeugend bei Lungen- und Speiseröhrenkrebs
- Indol-3-Carbinol: schützt vor Krebs
- Thiocyanate/Sulforaphan: schützt vor Krebs
- Zeaxanthin/Lutein: Antioxidans, schützt vor Krebs, wirkt antiviral, gut für die Augen und hilft gegen Grauen Star

Blau/Indigo

Blaubeeren, Weintrauben, Pflaumen, Heidelbeeren, schwarze Feigen

enthaltene sekundäre Pflanzenstoffe:

- Anthocyane und Flavonoide: wirken als Antioxidans, sind entzündungshemmend, gut für die Augen, verbessern die Nachtsicht und verhindern Grauen Star

Lila/Violett

lila Salat, lila Blumenkohl, Auberginen, Rüben, Himbeeren, Weintrauben, Brombeeren, Pflaumen

enthaltene sekundäre Pflanzenstoffe:

- Terpene: aktivieren körpereigene Enzyme, schützen die Augen, wirken als Antioxidantien und senken den Cholesterinspiegel
- Anthocyane: wirkt als Antioxidans, schützt vor Krebs, senkt den Cholesterinspiegel und ist herzschützend

Weiß

Blumenkohl, Kohl, Radieschen, Schnittlauch, Lauch, Frühlingszwiebeln, Knoblauch, Schalotten, Zwiebeln

enthaltene sekundäre Pflanzenstoffe:

- Sulfide: verringern das Krebsrisiko
- Quercetin: Antioxidans, Antihistamin, entzündungshemmend, blutdrucksenkend
- Isothiocyanate: schützen vor Krebs

Sekundäre Pflanzenstoffe sind extrem wertvolle Bestandteile, die man nur in Pflanzen findet. Sie geben ihnen ihre unterschiedliche Textur, Farbe, Beschaffenheit, ihren Geschmack und Geruch. Mit der Nahrung zu sich genommen, stärken sie unser Immunsystem und wirken entzündungshemmend, antibakteriell, antiviral und haben zudem eine zellreparierende Wirkung. Verschiedene Pflanzenfamilien und Pflanzen in unterschiedlichen Farben enthalten bestimmte sekundäre Pflanzenstoffe.

Allerdings sind auch sekundäre Pflanzenstoffe sehr hitzeempfindlich und man sollte Pflanzen daher so oft wie möglich roh essen. Zudem sind sie, wie die meisten Nährstoffe in unserem Körper, synergetisch, das heißt, ihre Vorteile entfalten sich besser, wenn man sie mit anderen kombiniert.

ROHKÖSTLER BRAUCHEN KEINE NAHRUNGSERGÄNZUNGSMITTEL

Maria ist von meinen Ausführungen begeistert. Als »Absacker« mixt sie uns aus ihren Vorräten einen wunderbaren grünen Smoothie, dekoriert mit frischer Minze.

»Weißt du, Kriss, es ist gut, dass ihr jungen Leute uns Alte etwas aufrüttelt. Vielleicht biete ich in unserem Restaurant mal etwas Rohes an, etwas anderes als Salat. Es ist im Moment so heiß hier, da mag man das auch lieber essen als im Winter.« Sie ist ein Schatz!

Neben Enzymen, Mineralien und sekundären Pflanzenstoffen, die für den Körper lebensnotwendig sind und die man am besten durch rohe Nahrung aufnehmen kann, gibt es weitere Rohkost-Nahrungsmittel, die besonders gesund und auch für Nicht-Rohköstler leicht zu ergänzen sind, etwa rohe Fette.

Natürlich sollte man auch bei Rohkost darauf achten, nicht zu viel Fett zu konsumieren. Aber Fett hat auch wichtige Funktionen im Körper. Wir brauchen es für eine schöne Haut, um unsere Gelenke geschmeidig zu halten, die Zellwände vor oxidativen Schäden zu bewahren und unser Nervensystem zu schützen. Bei der Rohkost-Ernährung bekommen wir alle nötigen Fette durch Nüsse, Samen und Avocado, Nahrungsergänzungsmittel sind unnötig.

Es gibt wunderbare rohe Öle, die den Geschmack von bestimmten Gerichten erheblich verbessern können, etwa Kokosnussöl, Leinsamenöl, Olivenöl oder Kürbiskernöl. Wichtig dabei ist allerdings, diese Öle immer roh und unerhitzt sowie unraffiniert zu benutzen.

ALLESKÖNNER KOKOSNUSSÖL

Kokosnussöl scheint tatsächlich ein kleines Wundermittel zu sein. Über die Hälfte seiner Fettsäuren sind Laurinsäuren, die dazu beitragen können, die Schilddrüsenfunktion wiederherzustellen. Kokosnussöl gehört zwar zu den gesättigten Fetten, ist aber cholesterinfrei und frei von Transfettsäuren, sodass es durch die Stimulation der Schilddrüsenfunktion sogar den Cholesterinspiegel senken kann. Zudem regt es den Stoffwechsel an und wirkt antiviral, pilztötend und antibakteriell. Zudem hat es einen höheren Siedepunkt als normale Öle, sodass auch beim Kochen die Vorteile im Vergleich zu anderen Fetten eindeutig überwiegen. Und man kann es wunderbar für trockene Haut und spröde Lippen verwenden. Ein einzigartiger Allrounder.

Die verschiedenen Arten von Fetten

Gesättigte Fette
enthalten in Fleisch, Milchprodukten und Pflanzen wie der Kokosnuss

Ungesättigte Fettsäuren
enthalten in Pflanzen wie Avocado, in Samen und Nüssen, Olivenöl und Fisch, gut für das Herz

Transfettsäuren
entstehen, wenn man flüssiges Fett härtet und damit wesentlich länger haltbar macht. Sie sind die schlechtesten Fette überhaupt und stehen in Verbindung mit Herzkrankheiten und anderen gesundheitlichen Problemen. Leider finden sie sich fast überall in unserem modernen Essen: in allen frittierten Lebensmitteln, aber auch in Fertigsuppen und -soßen, Wurst, Müsliriegeln und Frühstücksflocken.

ROHE PROTEINE – NÜSSE UND SAMEN

Nüsse und Samen sind in roher Form eine perfekte Proteinquelle. Nüsse sind hochkonzentriert und sehr kalorienreich. Wir müssen darauf achten, nicht zu viel davon zu essen. Zwanzig bis dreißig Gramm Nüsse pro Tag genügen. Vor oder während des Verzehrs

Tipp

Erdnüsse sind eigentlich Hülsenfrüchte. Da sie ebenfalls sehr anfällig für Schimmel und Pilze sind und viele Leute extrem allergisch darauf reagieren, würde ich sie vom Speiseplan streichen.

von Samen und Nüssen sollte rohes Gemüse gegessen werden.

Eine Ausnahme bilden Cashewnüsse. Sie sollten nur wenig oder gar nicht konsumiert werden. Wer nicht darauf verzichten will, sollte auf jeden Fall Bioware kaufen, denn Cashewkerne sind sehr anfällig für verschiedene Arten von giftigen Schimmelpilzen. Viele Menschen reagieren darauf allergisch. Zudem werden sie meistens gedämpft, um ihre Schale zu entfernen, und sind somit nicht mehr roh. Sie sollten nicht gekeimt oder eingeweicht werden.

WICHTIG: Nüsse und Samen müssen immer roh gegessen werden. Das Rösten von Nüssen verändert ihre vorteilhaften Qualitäten und die meisten verpackten Nüsse werden in erhitzten Ölen geröstet und gesalzen. Nüsse und Samen bitte immer in ihrer natürlichen Form und unverarbeitet kaufen.

DIE RICHTIGE ZUBEREITUNG VON NÜSSEN UND SAMEN

Nüsse und Samen sollten vor dem Essen immer eingeweicht werden. Sie enthalten hemmende Enzyme auf ihrer Oberfläche, die sie vor dem frühzeitigen Keimen schützen sollen. Durch das Einweichen werden diese Schutzenzyme deaktiviert, sodass die Nährstoffe besser verwertbar sind. Zudem aktiviert das Einweichen weitere vorteilhafte Enzyme und hilft, die gespeicherten Nährstoffe aus dem ruhenden in einen aktiven Zustand umzuwandeln. Nicht eingeweicht sind Nüsse im Körper eher säurebildend.

Zur Vorbereitung füllt man am besten eine Schale circa zwei Zentimeter hoch mit Wasser und gibt so viele Nüsse hinein, dass alle noch mit Wasser bedeckt sind. Grundsätzlich gilt: Je härter die Nuss oder der Samen, desto länger muss sie oder er eingeweicht werden. Beispielsweise sollten harte Nüsse wie Mandeln mindestens 24 Stunden, mittelharte Nüsse wie Walnüsse und Paranüsse rund sechs Stunden eingeweicht werden.

Bei weichen Nüssen wie Pinienkernen und Macadamianüssen genügen zwei Stunden. Samen wie Sonnenblumen- oder Kürbiskerne lässt man am besten über Nacht einweichen. Nicht wundern, wenn die Nüsse und Samen beim Einweichen größer werden.

Übrigens: Wenn man Nüsse oder Samen über Nacht einweicht, sollten sie vor dem Verzehr abgespült werden. In Wasser eingelegte Nüsse können bis zu zwei Tage im Kühlschrank aufbewahrt werden.

DIE BESTEN NÜSSE UND SAMEN

- Mandeln
- Hanfsamen
- Pinienkerne
- Sonnenblumenkerne
- Paranüsse
- Haselnüsse
- Kürbiskerne
- Walnüsse
- Chia-Samen
- Pekannüsse
- Sesamsamen

ROHE SPROSSEN UND KEIME

Sprossen und Keime enthalten die komplette DNA, um zu einer neuen Pflanze oder einem Baum zu werden. Wenn eine Sprosse zu keimen beginnt, wird sie von einem Samen zu einer lebenden Pflanze. Während dieses Reifeprozesses vervielfacht sich ein großer Teil der enthaltenen Nährstoffe. Der Proteingehalt kann um bis zu dreißig Prozent steigen und der Enzymgehalt bis zu eintausend Prozent oder mehr. Die Verfügbarkeit von Chlorophyll, Ballaststoffen, B-Vitaminen und Vitamin C, E und K steigt ebenfalls drastisch an.

Viele gehen davon aus, dass Sprossen und Keime die nährstoffreichsten Nahrungsmittel der Welt sind. Zudem sind sie lecker, billig, einfach selbst zu züchten und wirklich vielfältig verwendbar.

DIE BESTEN SPROSSEN

- Adzukibohnen
- Linse
- Hirse
- Bockshornklee
- Senf
- Kamut
- Luzerne
- Erbsen
- Sesam
- Mungobohne
- Kohl
- Hafer
- Klee
- Rettich
- Brokkoli
- Sonnenblume
- Kichererbsen
- Brunnenkresse

ROHE ALGEN

Algen sind eine wichtige Nahrungsmittelgruppe, besonders in der Rohkost. Sie sind extrem reich an Vitamin A, K und B-Vitaminen und enthalten leicht verwertbare, hochkonzentrierte Mineralien und Jod. Zudem sind sie proteinreich und enthalten Chlorophyll und Karotin. Man kann sie gut in Salaten verarbeiten, da sie einen besonderen, etwas salzigen Geschmack haben. Die meisten Algen sind getrocknet sehr hart, man sollte sie etwa fünfzehn Minuten einweichen. Achtung: Ihre Größe verzehnfacht sich.

Tipp

Jod hilft dabei, den Stoffwechsel zu regulieren, weil es die Schilddrüse bei der Verarbeitung von Fetten unterstützt.

DIE BESTEN ALGEN

- Arame
- Hijiki
- Kombu
- Wakame
- Rotalgen
- Seetang
- Nori

Warnung: Einige Algenarten enthalten sehr viel Jod. Bei Menschen mit einer Jodunterversorgung kann dies zu einer Schilddrüsenüberfunktion führen.

WAS ICH GELERNT HABE:

- Bio ist teurer, aber fast immer nötig
- die Farben der unterschiedlichen Nahrungsmittel zeigen ganz einfach ihre Vorteile an
- je bunter, desto besser
- Nüsse sind wahre Energie-Kraftpakete ideal für Rohköstler
- Enzyme und Mineralien aus rohen Lebensmitteln zögern den Alterungsprozess hinaus
- Sprossen kann man einfach selbst ziehen

Get the party started!

»Was machen wir eigentlich mit dir? Den Geburtstagkuchen können wir uns ja sparen!«, meint meine Freundin Ina und sieht mich etwas ratlos an. Wir sitzen zu dritt bei Caro auf der Terrasse und überlegen, wie wir den Sonntag jetzt ausklingen lassen können. Ina hat gerade auf dem iPhone ihre Termine gesichtet und gelesen, dass ich bald Geburtstag habe. Stimmt! Am 16. September 1987 bin ich um halb zwei Uhr nachts in Düsseldorf in einer kuschligen Privatklinik zur Welt gekommen. Allerdings mit Hindernissen, wie meine Mutter mir erzählt hat. Ich hatte schwache Herztöne und bin im Hau-Ruck-Verfahren geholt worden. »Das Spontane hast du behalten«, sagt sie immer, »du bist unkalkulierbar geblieben!« Ein Kompliment? Ich wische die Gedanken weg. Ich habe bald Geburtstag. Für mich ist das immer etwas ganz Besonderes. Ich nehme mir an diesem Tag gern frei, fahre zu meiner Familie oder freue mich darauf, dass sie kommt. Natürlich dick bepackt mit allem, was zu einem Geburtstag gehört: Blumen, ein schöner Brief und ein Geschenk, das man sich »ganz doll wünscht«. Und am Abend gehen wir dann gemeinsam geschmackvoll essen. Meine Familie und – sofern vorhanden – auch mein Freund. Letzterer spielt dieses Jahr keine Rolle. Ich bin Single!

Meine Familie ist verlässlich. Sie kommt garantiert. Aber vorher spielt sie immer das gleiche Spiel mit mir. »Du, dieses Jahr wird das nichts. Ich habe so viel Arbeit und kann unmöglich aus dem Büro«, erzählt meine Mutter. Mein Vater ist auf einem Termin und mein Bruder hat ein Sportturnier. Ich sage dann natürlich immer

»oh, wie schade« und »das macht aber nichts, ich komme schon zurecht« und dann stehen natürlich am späten Nachmittag alle vor der Tür. Ich weiß bis heute nicht, ob es ein Spiel ist oder ob sie wirklich Termine haben und sie mir zuliebe immer kurzfristig absagen. Doch jedes Jahr? Egal, sie werden kommen. Das zählt. Aber ich weiß gar nicht, wohin ich mit ihnen zum Essen gehen soll. Ein Rohkost-Lokal gibt es nicht. Gut, wir können zum Italiener, Türken oder Griechen gehen und ich könnte Salat essen, so wie immer. Aber mir schwebt etwas anderes vor. Auch Rohköstler wollen mal feiern oder sich zumindest ab und zu etwas ganz Besonderes gönnen.

EIN MITBRING-BUFFET FÜR ROHKÖSTLER

Für die vegane Community gibt es sogenannte »Potlucks«. Das sind Events, bei denen eine beliebige Person zu sich nach Hause einlädt, um Menschen mit den gleichen speziellen Ernährungsgewohnheiten zu treffen. Wichtig ist, dass im Voraus bestimmte Richtlinien bestimmt werden, die für die Zubereitung der Gerichte gelten sollen: vegan, glutenfrei, roh oder alles zusammen. Jeder bringt etwas Entsprechendes mit und so lernt man Gleichgesinnte kennen, tauscht neue Rezepte aus, erfährt, was es für Neuigkeiten auf dem Markt gibt. Häufig sind Potlucks auch thematisch ausgerichtet, dann gibt es also einen mexikanischen, italienischen oder asiatischen Abend. Dann gibt es zu einem leckeren Essen auch spannende Unterhaltungen. Vielleicht über den letzten Traumurlaub?

Ich selbst habe noch nie einen solchen Abend veranstaltet, aber zwei meiner Freundinnen waren zu Potlucks eingeladen und sind begeistert von der Idee. Man trifft nette, gleichgesinnte Leute und führt herrliche Insidergespräche: Wo gibt es die besten rohen Zutaten und welche Erfahrungen hast du mit selbst zubereiteter Nussmilch gemacht? Es ist eben niemand dabei, der dumme Bemerkungen über Chia-Samen macht oder die Nase rümpft, weil man Seetangröllchen liebt. Wunderbar erholsam!

Ich denke schon lange darüber nach, Gäste einzuladen. Mein Geburtstag ist der richtige Anlass dafür. Meine Küche ist zwar winzig, aber das Schöne an Rohkost ist ja, dass man nicht kochen muss. Schnippeln, quirlen und rühren kann man überall. Aber ich lade keine Fremden ein, sondern nur meine Familie und ein paar enge Freunde. Und für die plane ich etwas ganz Besonderes: Eine Rohkost-Party, von der sie noch lange sprechen werden. Gerichte, über die sich nicht nur jede Zelle im Körper freut, sondern auch der Gaumen. Denn zu meinem Geburtstag möchte ich nicht nur einen Salat als Hauptspeise und einen Obstsalat zum Nachtisch anbieten. Ich habe andere Pläne.

MEIN ERSTER ROHKOST-GEBURTSTAG: MIT ROHKOST-TORTE

Hinter mir liegen mittlerweile fast neun Monate mit neckenden Sprüchen und mitleidigen Blicken. Ich tue den Menschen leid, denn ich esse ja immer nur Salat. Wie langweilig, ja trostlos! Aber jetzt ist meine Stunde gekommen: Ich will meine lieben Rohkost-Pessimisten begeistern, mehr noch, überzeugen. Sie sollen mit jedem Bissen mehr von ihrer Skepsis verlieren, Appetit bekommen und schließlich haltlos schlemmen – all das, was nicht nur lecker aussieht, sondern auch gut schmeckt und dem Körper guttut. Und wenn sie dann zufrieden vor mir sitzen, sollen sie mir aus voller Überzeugung und tiefstem Herzen sagen: Kriss, wir verstehen dich.

»Mit dem Rohkost-Geburtstagskuchen habe ich mich ganz schön weit aus dem Fenster gelehnt.«

Ich sehe Ina zufrieden an. »Weißt du, ich zaubere ein traumhaftes Menü und um auf deine Frage zurückzukommen: Natürlich gibt es einen Geburtstagskuchen. Mit Mango und Kokosboden!«, schwärme ich ihr vor.

»Wie, das geht auch?«, sprudelt es aus ihr heraus.

»Lass dich überraschen«, strahle ich sie an. Und denke, dass ich mich gerade mal wieder ganz schön weit aus dem berühmten Fenster gelehnt habe.

Als ich nach Hause fahre, realisiere ich: Es bleibt mir noch eine knappe Woche. Das muss reichen. Am Abend durchforste ich das Netz nach allem, was das Leben eines Rohköstlers sinnlich und berauschend macht. Nach lecker-saftigen Appetizern, pfiffigen Vorspeisen, raffinierten Kuchen und Desserts und wunderbar aromatischen Snacks.

Und als Höhepunkt dieser Rohkost-Sause wird es einen unvergleichlich köstlichen Hauptgang geben. Es soll ein Menü werden, von dem, wenn schon nicht die Menschen in aller Welt, so doch zumindest meine Freunde und die geliebte Familie noch lange Zeit sprechen sollen.

Ich surfe bis Mitternacht im Netz. Stunden, in denen mir das Wasser im Mund zusammenläuft und ich meine aufkeimenden Gelüste mit Datteln im Zaum halte, die ich mir ständig in den Mund schiebe. Und dann ist es fertig, mein erstes »rohes Geburtstags-Festmenü«. Voilà!

Geburtstags-Festmenü zu meinem Ehrentag

VORSPEISE

- Kürbis-Granatapfel-Suppe
- Zucchini-Hummus-Dip mit Gemüsesticks

ZUM KNABBERN UND NASCHEN

- Cracker
- Energiebällchen

HAUPTSPEISE

- Rohkost-Spaghetti
- Rohkost-Wraps

NACHTISCH

- Smoothie
- Mango-Kokos-Torte

Zucchini-Hummus-Dip

1 kleine Zucchini, grob gewürfelt
1 EL Tahini (Sesammus)
etwas Zitronensaft
Salz
etwas Kreuzkümmel
einige Pinienkerne, gehackt

Wenn der Dip schön weiß sein soll, Zucchini vor dem Würfeln schälen, dann gibt es keine grünen Schlieren.

Gewürfelte Zucchini und Tahini im Mixer cremig mixen, eventuell etwas Wasser hinzufügen. Mit Zitronensaft, Salz und Kreuzkümmel abschmecken. Nach Belieben die Kerne unterheben und genüsslich das Gemüse eintunken.

Cracker

½ Tasse Chia-Samen
½ Tasse Gold-Leinsamen
½ Tasse Hanfsamen
½ Tasse Sonnenblumenkerne
1 rote Paprika (ca. 150 g)
1 Tomate (ca. 75 g)
1 Karotte (ca. 50 g)
1 Stange Sellerie (ca. 50 g)
frische Kräuter nach Belieben (nicht mehr als 50 g)
150 ml Wasser

Die Saaten in einer Schüssel zwei bis zehn Stunden mit dem pürierten Gemüse und dem Wasser einweichen. Danach den Teig nochmals gut durchmischen. Falls er zu dick geworden ist, mit etwas Wasser verdünnen, bis eine breiige Masse entsteht.

Den Teig auf einer Backfolie fünf Millimeter dick ausstreichen. Mit einem Teigschaber Linien in den Teig ziehen, an denen entlang später die fertigen Cracker herausgebrochen werden.

Acht Stunden im Backofen oder Dörrautomat bei maximal 42 Grad Celsius trocknen, dann umdrehen und die Folie abziehen. Weitere zwei Stunden trocknen, bis die Cracker schön knusprig sind. Anschließend an den Linien entlang auseinanderbrechen.

Rohkost-Spaghetti

2 große Zucchini
2 Tomaten
1 Handvoll getrocknete Tomaten
½ Avocado
Kräutermischung
Salz und Pfeffer
Olivenöl
einige Walnusskerne

Die Zucchini mit einem Spiralschneider zu »Spaghetti« schneiden. Für die Soße frische und getrocknete Tomaten und Avocado mit einem Handmixer zu einer cremigen Soße verarbeiten. Mit Gewürzen, Salz, Pfeffer und Olivenöl abschmecken. Mit den Walnusskernen andicken und garnieren.

Rohkost-Wraps

ZUTATEN FÜR DIE FÜLLUNG:

frischer Baby-Blattspinat
Zucchini
Tomaten
Avocado
Sprossen
Feldsalat
Champignons

ALS WRAP:

Blätter vom Eisbergsalat
Nori-Blätter

Alle Zutaten für die Füllung klein schneiden und zusammen mit der Avocado zu einer breiigen Masse verarbeiten. Die Masse dann in ein Salatblatt einwickeln oder in ein mit Wasser befeuchtetes Nori-Blatt füllen.

Smoothie

2 frische Mango
1 frische Orange
2 EL Mandelmus
2 EL Kokosmilch
1 TL Zitronensaft

Alles in den Mixer geben und fein pürieren, dann im Wein- oder Sektglas servieren.

VORSPEISE

Kürbis-Granatapfel-Suppe

ZUTATEN FÜR DIE SUPPE:

1 Hokkaidokürbis
1 Bund Karotten
1 Granatapfel
150 g Babyspinat
Mandelmilch oder Mineralwasser (ohne Sprudel)
Agavendicksaft, Salz, Muskat, Zimt und Pfeffer

ZUTATEN FÜR DAS PESTO:

100 g Babyspinat
110 ml kaltgepresstes Olivenöl
1 Knoblauchzehe
25 g Pinienkerne

Kürbis und Karotten unter kaltem Wasser waschen und mit einer Küchenreibe fein reiben. Das Gemüse mit ein paar Tropfen Agavendicksaft beträufeln und mit einer Prise Salz bestreuen. Gut durchkneten. Die Masse abdecken und über Nacht durchziehen lassen.

Den Granatapfel halbieren und die Kerne aus der Schale lösen. Nun die Hälfte des Granatapfels, das geriebene Gemüse vom Vortag und den Blattspinat zusammen in einen Mixer geben.

Das Ganze mit Mandelmilch oder Wasser auffüllen und auf niedriger Stufe durchmixen. Nach Belieben weiter mit Flüssigkeit auffüllen, bis die gewünschte Konsistenz der Suppe erreicht ist.

Mit Muskat, Zimt, Pfeffer, Salz und Agavendicksaft abschmecken und mit Granatapfelkernen und Spinatblättern garnieren.

Für das Pesto Spinat, Olivenöl und Knoblauch im Mixer oder mit dem Pürierstab zerkleinern. Dann die Pinienkerne zufügen und noch einmal gut mixen. Mit Salz und Pfeffer abschmecken.

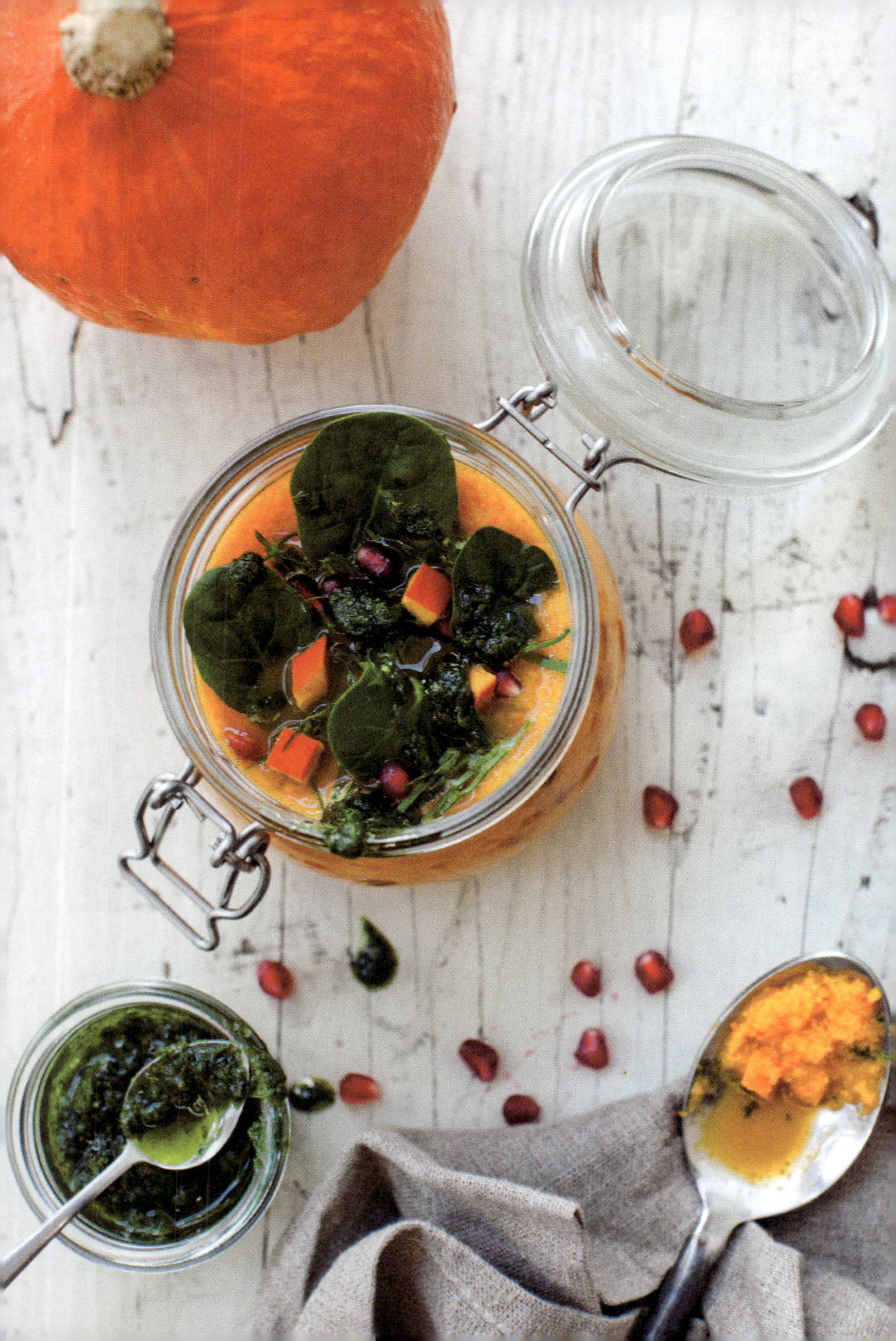

Mango-Kokos-Torte

FÜR DEN BODEN:

5 große Datteln, entkernt
¼ Tasse Mandeln
1 TL Vanilleextrakt
½ EL Agavendicksaft
1 ½ Tassen Kokosraspeln

FÜR DIE CREME:

1 mittelgroße, reife Mango
1 Banane
3 EL Kokosöl
1 EL Agavendicksaft
3 EL Cashewkerne

Die Datteln für zehn Minuten in warmem Wasser einweichen. Mandeln, abgetropfte Datteln, Vanille, Kokosraspeln und Agavendicksaft in der Küchenmaschine zu einer klebrigen Masse vermischen. Diese in eine flache Tortenform geben und andrücken, sodass der ganze Boden bedeckt ist. Die Masse an den Rändern einen halben Zentimeter nach oben drücken und so einen Rand formen. Dann die Form für etwa eine Stunde in den Kühlschrank stellen.

Für die Creme das Obst schälen, in Stücke schneiden und mit den restlichen Zutaten mit einem Handmixer zu einer glatten Masse pürieren, auf den Boden geben und gleichmäßig verteilen.

Anschließend den Kuchen abgedeckt für mindestens drei Stunden in das Gefrierfach stellen. Vorsichtig herausnehmen, garnieren und in Stücke schneiden.

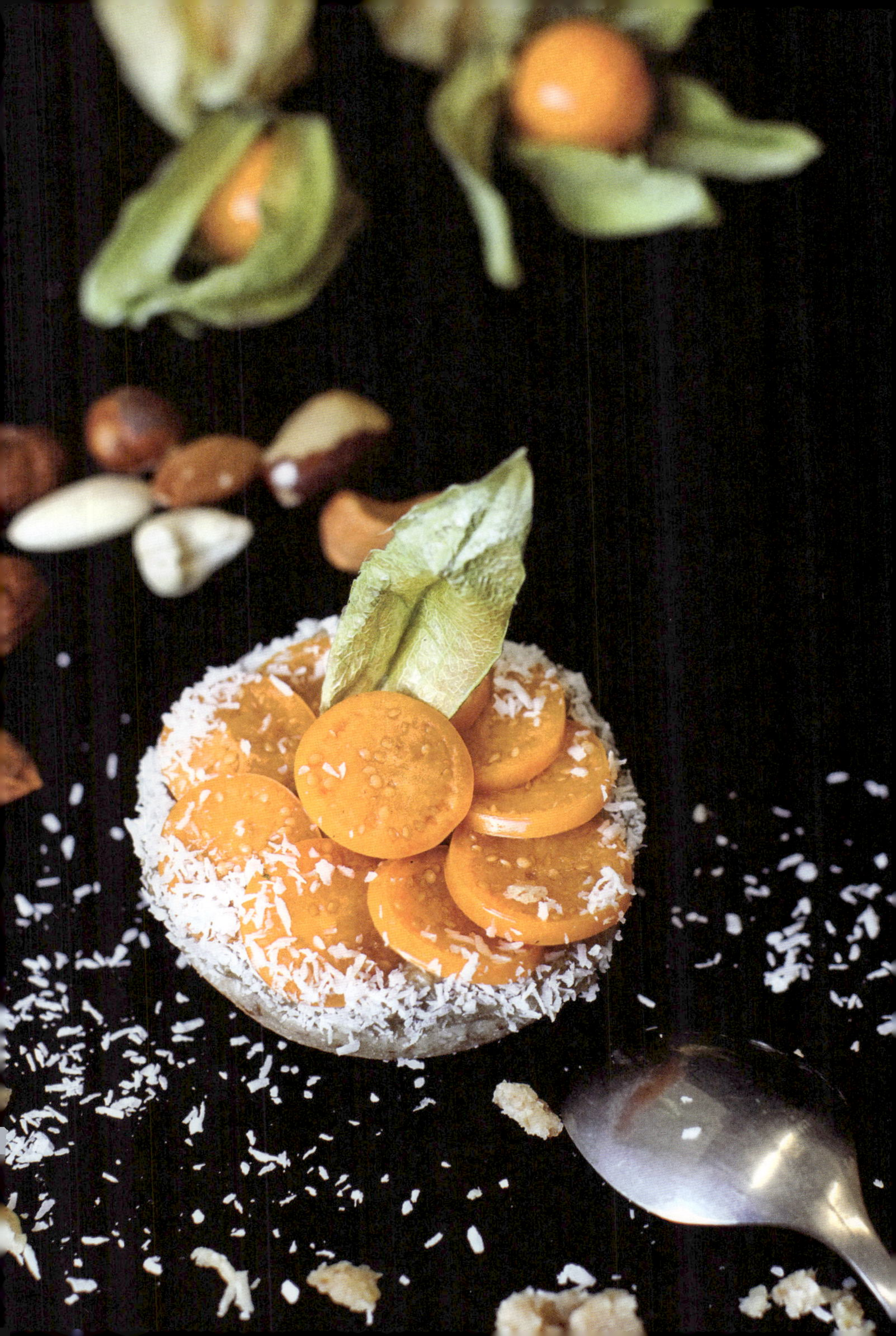

VORBEREITUNGEN FÜR DAS ROHKOST-DINNER

Als ich am 16. September aufstehe, scheint in Frankfurt die Sonne vom glasklaren Himmel. Es hat sommerliche 23 Grad. Aber ich werde an meinem freien Tag nicht wohlig-entspannt am Mainufer dösen, sondern in meiner Küche wirbeln. Bepackt mit zwei Körben voller Zutaten komme ich mittags aus der Stadt. Es kann losgehen! Um achtzehn Uhr steht meine Familie vor der Tür. Ja, ja – heute früh hat meine Mutter angerufen und mir gesagt, dass sie nun doch alle kommen können. Welche Überraschung! Und ich wette, dass ich ein iPad bekomme. Meine Mutter hat in den letzten Tagen ungewöhnlich oft danach gefragt, wie mir das neue kleine iPad gefällt. Sie habe ja das große, aber das kleine gefiele ihr auch so gut. Und ob sie sich das auch noch kaufen solle. So ein Quatsch, niemand kauft sich zwei iPads! Ich bin sicher: Das zweite ist für mich. Hurra!

Um 19 Uhr kommen dann meine fünf engsten Freunde. Das heißt, ich muss mit meinen Rohkost-Vorbereitungen um spätestens halb sechs fertig sein. Denn etwas schick machen möchte ich mich ja auch noch.

Ich bin aufgeregt. Ich stelle mein Handy in die Station, höre meine Lieblingsmusik – das neue Album von James Blunt – und lege los. Ich habe fünf Stunden Zeit. Das wird klappen.

MEINE PERFORMANCE ÜBERZEUGT – TROTZ ANFÄNGERPROBLEMEN

Und ich kann gar nicht beschreiben, wie viel Spaß ich bei der Zubereitung habe. Gut, die Zucchini-Spaghetti wollen ausgerechnet heute nicht ganz so gelingen, wie ich es mir vorgestellt habe. Die Cracker sind ziemlich hart und der Mangokuchenboden etwas zu weich. Nun ja, Anfängerprobleme. Aber mein im Wohnzimmer aufgebautes Rohkost-Buffet sieht wunderbar aus.

Übrigens, noch ein Vorteil der Rohkost: Man muss nichts warm stellen. Das erleichtert die Abläufe doch wesentlich. Ich muss meine liebevoll auf weißen Porzellanplatten dekorierten Köstlichkeiten nur der Reihe nach aus der Küche holen und aufbauen. Das ist absolut stressfrei und herrlich entspannend.

Punkt 19 Uhr bin ich fertig und stehe geschminkt, duftend und glücklich an der Wohnungstür um mich küssen, herzen und hochleben zu lassen. Es regnet Konfetti und meine Familie singt ein eigens von meinem Vater komponiertes Geburtstagsständchen. Meine Freunde lesen ein Gedicht vor und aus der Box klingt Stevie Wonders Kultsong »Happy Birthday« zum x-ten Mal. Und alle, wirklich alle sind mit meinem Essen zufrieden. Meine Mutter findet besonders die Wraps wunderbar und der skeptischste Gast, mein Bruder – überzeugter Fast-Food-Fan –, isst zwar anfangs zögerlich, dann aber mit jedem Bissen interessierter. Besonders den Mangokuchen verspeist er mit sichtbarer Hingabe.

»Die Bewirtung war ein voller Erfolg. Ich liebe meinen Geburtstag.«

Meine Freundinnen sind reihum begeistert und überschütten mich mit Lob. Fabian, Caros Freund, und mein Vater haben ein bisschen gelästert, dass sie sich lieber beim Italiener gesehen hätten, aber als ich ihnen einen leckeren rohen Rotwein aufgemacht habe, waren auch sie ganz zufrieden. »Übrigens, das Brot ist klasse«, sagte mein Vater noch zum Abschied. Und beim Wort Brot hätte ich gleich wieder jubeln können vor Freude. Denn ich habe kein iPad bekommen. Meine Mutter hat mich bewusst in die Irre geführt. Stattdessen bin ich seit heute stolze Besitzerin eines Dörrautomaten! Meine Mutter hat ihn bei Keimling bestellt und jetzt steht er mit einer roten Schleife verziert im Wohnzimmer vor mir.

ZUM AUSKLANG EINEN SALAT-SELLERIE-SMOOTHIE

Ich kann gar nicht sagen, wie sehr ich mich darüber gefreut habe. Die leckeren Rohkost-Cracker werde ich demnächst immer in meiner Tasche haben, für den Hunger zwischendurch. Natürlich selbst gemacht und künftig auch ganz professionell.

Um Punkt dreiundzwanzig Uhr stehe ich zufrieden vor meinem leer geräumten Buffet. Ich bin müde, erschöpft, aber auch sehr zufrieden. Meine Gäste sind weg. Nur Caro setzt sich noch schnell mit mir auf die Terrasse. Ich brauche noch ein paar Minuten, um zur

Ruhe zu kommen. Ich mische uns einen leckeren Smoothie, mit Eisbergsalat und Sellerie für einen entspannten Schlaf. Die Bewirtung war ein voller Erfolg. Ich liebe meinen Geburtstag!

ROHKOST FÜR ALLE?

Hier ein paar Tipps, wie Sie Ihre Liebsten begeistern können:
1) Je nachdem, wie viele Personen im Haushalt leben, kann man zum Beispiel jedem Familienmitglied die Möglichkeit geben, an einem bestimmten Wochentag sein Lieblings-Rohkost-Gericht auszuwählen. Dieses Gericht wird dann für alle zubereitet. Natürlich reicht es am Anfang, nur einmal in der Woche roh zu essen. Sozusagen zum Schnuppern.
2) Gemeinsam einkaufen gehen und experimentieren! Kaufen Sie bewusst ein, was keiner kennt und probieren Sie ganz neue Gerichte aus. So wird aus dem drögen Lebensmitteleinkauf schnell ein richtig schönes Event. Am besten geht das in den vielen kleinen Bio- und Naturkostläden. Später kann man sich noch einen leckeren Smoothie an der Fruchtbar gönnen und schon hat die Rohkost wieder Pluspunkte gewonnen.
3) Warum nicht mal in die Versuchsküche gehen? Jeder verrät den anderen sein Lieblingsmenü und gemeinsam wird es roh nachgekocht. Mit ein bisschen Fantasie geht alles!

WAS ICH GELERNT HABE:

- Rohkost kann man ohne große Vorbereitungen einfach mal ausprobieren
- Rohkost ist auch für Kochmuffel geeignet
- in der Rohkost-Küche kann nicht viel schiefgehen
- Rohkost ist ideal für Gäste
- Rohkost ist abwechslungsreich und macht Lust auf mehr

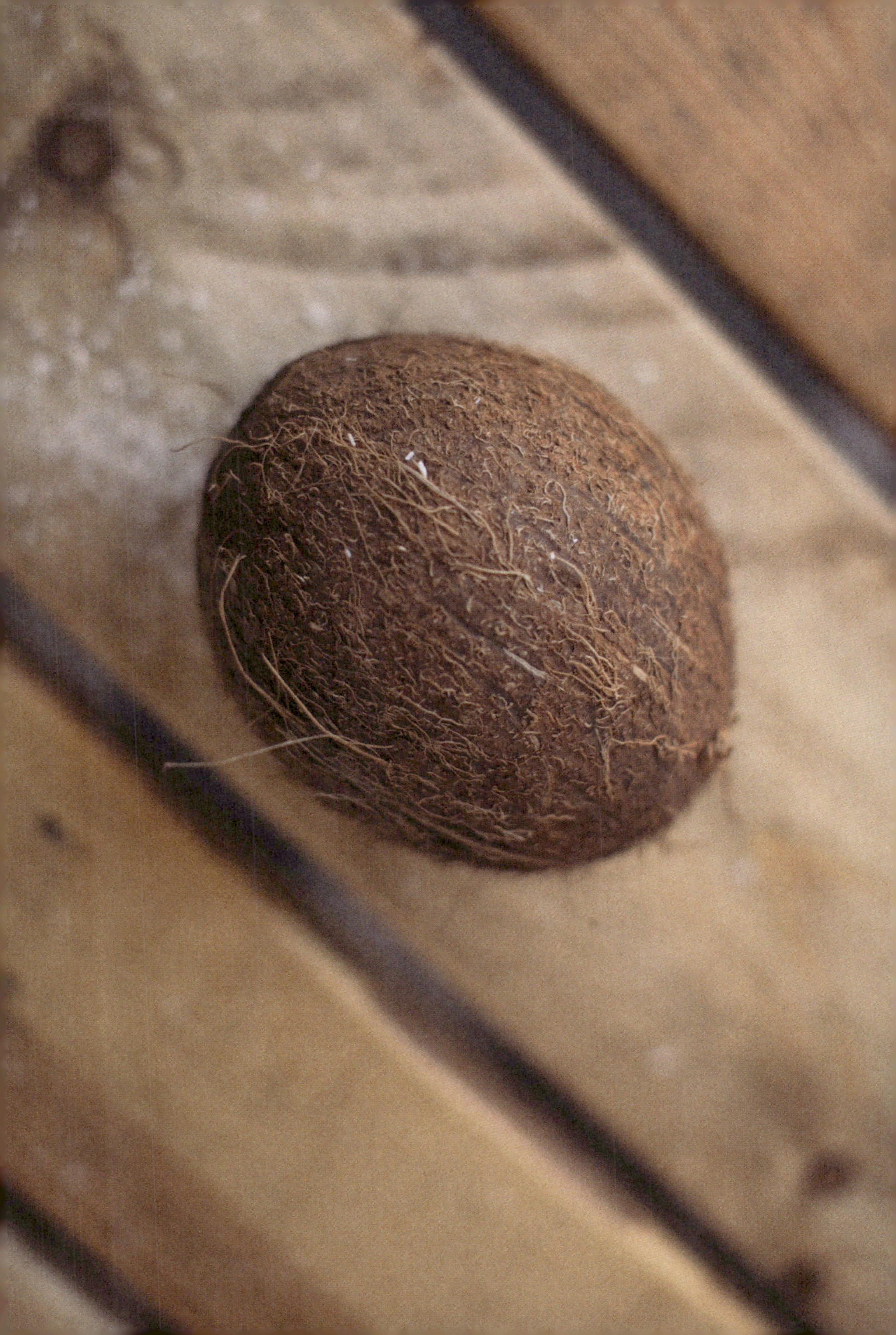

Fragen über Fragen: Was ist mit Nahrungsergänzungsmitteln?

»Hey Schwesterchen, ich habe heute Mittag um zwölf Uhr ein Spiel gegen Paderborn. Sag mal, was ist denn das beste Frühstück?« Ich bin völlig verwirrt. Wie spät ist es denn jetzt? Und was will mein Bruder von mir wissen? Wo bin ich überhaupt? Ich krame nach dem Handy auf meinem Nachttisch. Halb acht! Ich muss ins Büro! Ach Quatsch, es ist ja Samstag. Und mein geliebter Bruder ruft so früh an und fragt, was er vor dem Fußballspiel am besten essen soll? Ich glaub's nicht. Er ist 14 Jahre alt, 183 Zentimeter groß und supersportlich. Er weiß alles rund um Fußball. Aber für Essen hat er sich noch nie interessiert. Er liebt Fast Food von jedem Anbieter und hat sich mit unserer Mutter nach hartnäckigen Verhandlungen auf tägliche Pflichtnährstoffe in Form eines Orangensafts, zweier Äpfel und einer Banane geeinigt. Zu mehr frischer Nahrung reichte ihre Durchsetzungskraft nicht. Hat mein rohköstlicher Geburtstag ihn zum Grübeln gebracht?

EIN ERSTER ZÖGERLICHER NACHAHMER IN DER FAMILIE …

Noch schlaftrunken rutsche ich hoch auf mein dickes Kissen im Bett und versuche, meine Gedanken zu sammeln: »So, dann hör mal zu mein Schatz. Ich rate dir auf jeden Fall zu Bananen, Datteln und einem frischen Apfelsaft. Das gibt dir Kraft und schnell verfügbare Energie.« Ich kann förmlich sehen, wie Laurenz 350 Kilometer entfernt in seinem Zimmer vor der PSP4, seiner heißgeliebten Spielebox, sitzt und angewidert den Mund verzieht. Puuh, das ist genau das, was er alles nicht mag. Hamburger und Pommes mit Ketchup hätte er lieber von mir gehört. Gibt's aber nicht. Denn das ist nun mal vor dem Sport die falsche Nahrung. Es liegt zu schwer im Magen und liefert ausschließlich leicht verfügbare Energie, die sehr schnell wieder verpufft. »Mama hat immer Datteln in der Schublade. Nimm dir auf jeden Fall eine Tüte mit. Du wirst sehen, sie machen fit.«

... TUT ALLES FÜR DIE BESTE FITNESS ...

Ich drücke ihm fest die Daumen für den Sieg. »Denk dran, unsere Spitzensportler im Fußballzirkus essen alle nach den neuesten Erkenntnissen. Sonst könnten sie nicht solche Leistungen bringen.« Und dann erinnere ich ihn daran, dass auch Marcell Jansen Rohkost ausprobiert. Das habe ich in der Zeitung gelesen.

Mein Bruder ist jetzt baff und stellt Fragen über Fragen, was er vor einem Spiel, zum Training und in Ruhephasen essen sollte. Ich bin fasziniert und auch ein bisschen stolz auf mich. Er ist normalerweise nur schwer zu beeinflussen. Als er auflegt, ist es elf Uhr. Eine Stunde Gespräch mit einem 14-Jährigen über gesundes Essen. Die Botschaft ist klar: Es tut sich was! Ich bin sicher, er wird heute gut spielen und später in der Umkleidekabine wissen, dass das auch am guten Essen lag. Künftig wird er vielleicht öfter vor dem Spiel auf eine Extraportion Bananen und Datteln setzen. Vielleicht auch zum Mittag- oder Abendessen? Ich bin zuversichtlich. Genauso wie ich meinen Bruder neugierig gemacht habe, fragen mich auch meine Kollegen ständig aus.

... UND DIE NEUGIERDE IM BEKANNTENKREIS WÄCHST

Nach zehn Monaten hat sich herumgesprochen, dass ich Rohköstlerin bin und weil ich mittlerweile rundherum fröhlich und energiegeladen bin, wieder meine alte Konfektionsgröße trage, eine blütenreine Haut und gesunde, kräftige Haare habe, werden immer mehr Leute neugierig. Meine Mutter ruft eigentlich täglich an, um zu fragen, was sie wann und wie kombinieren soll, ob sie rohen Käse kaufen kann und worauf sie achten soll, wenn sie in ihrem Lieblings-

Bioladen »Bei Ebby« ihr Mittagessen kauft. Sie fragt, woran sie rohe Fruchtschnitten erkennt und ob man Rote Beete, ihr absolutes Lieblingsgemüse, auch roh essen kann. Meine Güte! Ersteres steht auf der Packung und rohe Rote Beete muss man am besten klitzeklein reiben, damit sie schmeckt.

Aber ich habe ja noch mehr Familie und langsam wird meine Beratungszeit knapp. Tante Inge fragt, was sie essen kann, damit ihre Cellulite verschwindet. Meine Großcousine Katja will wissen, wie sie mit Ernährung ihre Gicht in den Griff bekommt und ein steinalter Großonkel hat mich angerufen, um zu erfahren, ob es vielleicht eine Altersgrenze für seinen Start ins Rohkost-Leben gibt. Nein, natürlich nicht! Jeder kann anfangen, egal wann. Es gibt hier kein »zu spät«.

KRITIK AN DEN KOSTEN: ROHKOST-ERNÄHRUNG IST NICHT BILLIG

Die Resonanz haut mich um. Aber vielleicht liegt es auch daran, dass ich so glaubhaft bin, weil ich wirklich überzeugt von Rohkost bin und das auch nach außen zeige. Zum einen, weil mich die wissenschaftlichen Studien, die ich nach wie vor lese, so stark beeindrucken. Aber hauptsächlich, weil ich selbst erlebt und erfahren habe, was Rohkost im Körper bewirkt, und weiß, dass stimmt, was Rohkost verspricht. Jetzt möchte ich vielen Menschen helfen, ihre Gesundheit zu erhalten oder sie sogar wieder zu erlangen. Aber ein Thema sprechen wirklich alle aus meiner liebenswerten Rohkost-Fan-Schar an: das Geld. Über kurz oder lang klagen alle über die hohen Kosten. Frische hochwertige Nahrung hat ihren Preis. Aber gibt es etwas Wichtigeres als die Gesundheit und das Wohlbefinden? Bevor ich ungesunde Sachen in mich hineinstopfe, verzichte ich gern auf ein Paar Schuhe oder eine Reise.

Und kaum denke ich darüber nach, klingelt es auch schon wieder. Isabell, eine Kollegin, ist am Apparat. »Hey Kriss, hast du kurz Zeit? Ich wollte dich in der Firma nicht darauf ansprechen.« Ich muss schmunzeln. »Ich weiß«, falle ich ihr ins Wort und ahne schon, was kommt, »aber schieß los!« Und dann will Isabell wissen, ob sie für ihre rohe Ernährung alles in Bioqualität kaufen muss. Und schon bin ich als unfreiwillige Rohkost-Expertin wieder eingespannt.

MUSS ES IMMER BIO SEIN?

Bio oder nicht Bio? Das ist eine Frage, die viele bewegt. Und dabei geht es um ganz viel Verführung, aufwendiges Marketing und unser leicht zu beeinflussendes Unterbewusstsein. Denn wir haben durch die Medien ein klares Bild, wie unser Essen aussehen sollte.

Lackrote, wie gemalt wirkende Möhrchen erwarten uns im Supermarktregal. Sie sehen herrlich lecker aus, versprechen Frische und Gesundheit und kosten gerade mal 89 Cent das Kilogramm. Bravo! Das ist ein Schnäppchen. Aber ich will es nicht. Ich nehme lieber die für 1,89 Euro. Und meine sind schrumpelig, klein und sehen fast schon bemitleidenswert unattraktiv aus. Aber ich will nicht den schönen Schein. Ich will das erstklassige Innere. Ich lasse auch den knallgrünen üppig gewachsenen Brokkoli liegen und nehme den winzigen, etwas verkrüppelt aussehenden zum doppelten Preis. Warum? Weil er aus der Bioabteilung meines Supermarkts kommt beziehungsweise von meinem Biobauern, der ein kleines Geschäft in Frankfurt betreibt. Ich ziehe Bio vor, auch wenn es mich finanziell oft an die Belastungsgrenze bringt. Meine Lösung: Ich kaufe

»Ich will nicht den schönen Schein. Ich will das erstklassige Innere.«

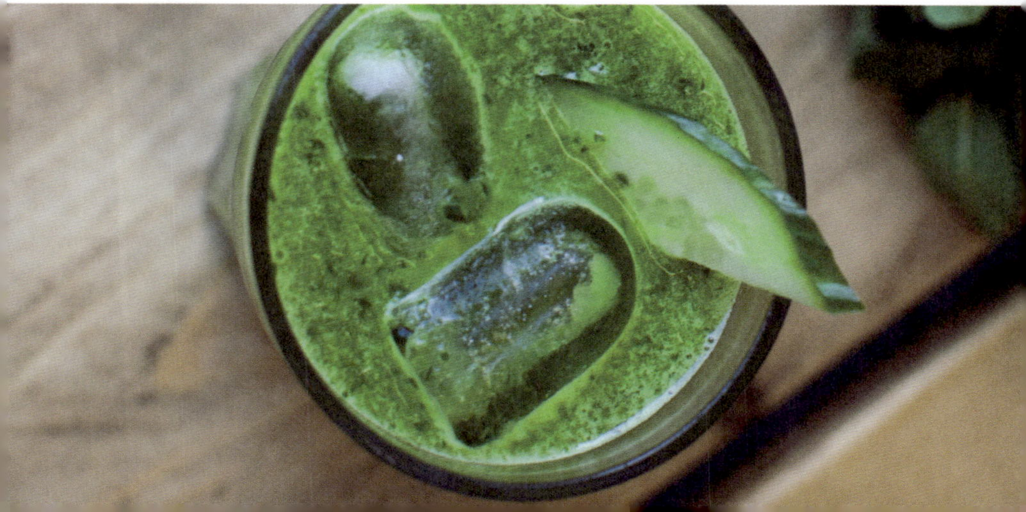

bewusst ein und achte auf Sonderangebote. Bei Obstsorten, die ich schäle, gehe ich schon mal einen Kompromiss ein und kaufe konventionell angebaute Ware, zum Beispiel bei Bananen und Gurken.

Aber grundsätzlich sage ich lautstark »ja« zu Bio. Denn biologische Anbaumethoden sind weitestgehend so, wie es die Natur vorgesehen hat. Beim biologischen Anbau werden die Böden geschützt, indem abwechselnd verschiedene Feldfrüchte angebaut werden, damit sich der natürliche Mineraliengehalt des Bodens wieder regenerieren kann. So angebaute Nahrungsmittel haben den höchstmöglichen Energiegehalt und die größtmögliche Lebenskraft, mehr Vitamine, Mineralien, sekundäre Pflanzenstoffe und Antioxidantien.

Zudem wird biologisch angebautes Obst und Gemüse auch öfter erst dann geerntet, wenn es reif genug ist, das heißt, die Früchte und das Gemüse können mehr Sonnenenergie, Mineralien und Nährstoffe aufnehmen als bei einer vorzeitigen Ernte und anschließenden Lagerung in Kühlcontainern. All das merkt man nicht nur am Vitamingehalt, sondern auch am Geschmack.

Welche Obst- und Gemüsesorten man unbedingt in Bioqualität kaufen sollte

Sollte in Bioqualität gekauft werden:
- Äpfel, Paprika, Blaubeeren, Sellerie, Grünkohl, Gurken, grüne Bohnen, Lauch, Mandarinen, Pfirsiche, Kartoffeln, Spinat, Erdbeeren

Muss nicht unbedingt in Bioqualität gekauft werden:
- Spargel, Avocado, Kohl, Honigmelonen, Auberginen, Grapefruit, Mango, Kiwi, Pilze, Ananas, Mais, Erbsen, Süßkartoffeln, Wassermelonen

BIO HAT KLARE VORTEILE

In Studien wurde nachgewiesen, dass in biologisch angebauten Produkten fast 87 Prozent mehr Mineralien und Spurenelemente enthalten sind. Zudem sind sie nicht so sehr mit ungesunden und giftigen Chemikalien belastet wie kommerzielle Produkte.

In erster Linie sind hier die Pestizide zu nennen. Pestizide sind Zellgifte. Sie zerstören das zentrale

Nervensystem von verschiedenen Ungezieferarten. Aber wir nehmen diese Gifte auch mit der Nahrung auf. Je nach Konzentration können gesundheitliche Probleme bis hin zu Krebserkrankungen, Geburtsdefekten, Schädigungen des zentralen Nervensystems und Entwicklungsproblemen auftreten. Wie belastet unsere Nahrung ist, fällt mir immer am stärksten auf, wenn ich Erdbeeren esse. Ich erwarte das herrlich lecker-süße Erdbeeraroma, habe aber einen regelrechten Chemiecocktail im Mund. Der Grund ist einfach: Erdbeeren sind stark wasserhaltig und nehmen sehr viel Düngemittel und Pestizide auf. Sie sehen zwar hübsch und lecker aus. Aber Aromen oder gar Vitamine und Mineralien findet man in ihnen nicht mehr, es sei denn, man kauft sie in Bioqualität.

»Aber bekomme ich denn mit Bio-Rohkost alles, was mein Körper braucht?«, hakt Isabell schnell nach. Und jetzt bin ich bei den Nahrungsergänzungsmitteln. Durch eine gesunde Ernährung mit viel Rohkost ist der Vitaminbedarf des Menschen fast gedeckt. Es gibt aber zwei Vitamine, auf die man zusätzlich achten sollte, da sie in zu geringen Mengen oder gar nicht in Rohkost enthalten sind.

AUSNAHMEN DER VOLLVERSORGUNG DURCH ROHKOST: VITAMIN B12 …

Vitamin B12 ist besonders wichtig für die Gesundheit und eine hohe Leistungsfähigkeit. Es hat folgende Funktionen:

- Erhalt der Nervenzellen
- Herstellung der schützenden Myelinscheiden um die Nerven, genetisches Material (DNA), rote Blutkörperchen und Serotonin
- Abbau von Homocystein, das für die Gesundheit des Herzens notwendig ist

Da B12 fast nur in tierischen Produkten vorhanden ist, müssen Veganer und Rohköstler es in der Regel künstlich zuführen. Glücklicherweise ist eine Überdosierung von Vitamin B12 nicht möglich. Man kann also so viel B12 essen oder entsprechende Nahrungsergänzungsmittel nehmen, wie man will. In wissenschaftlicher Fachliteratur werden therapeutische Überdosen – meist intravenös – allerdings teilweise mit lokalen allergischen Beschwerden und einer Form von Akne in Verbindung gebracht. Als Veganer und gerade als Rohköstler würde ich empfehlen, Vitamin B12 in Form von Spritzen oder sublingual (unter der Zunge) zuzuführen, da sonst ein chronischer Mangel nahezu vorprogrammiert ist. Ein schneller Test beim Arzt gibt schließlich Klarheit, ob man an einer Unterversorgung leidet.

Es gibt verschiedene Wege, B12 zuzuführen:
- Hefeflocken/Nährhefe
- sublinguales B12-Spray oder sublinguale Tabletten
- Tabletten
- B12-Spritzen

HEFEFLOCKEN

Hefeflocken und Nährhefe lassen sich leicht in den Speiseplan einbauen. Man kann sie einfach über den Salat streuen oder in Soßen geben. Beide hinterlassen einen leicht käseähnlichen Geschmack. Wichtig ist es, nur Präparate zu kaufen, die als vegetarisch ausgewiesen sind.
Tägliche Dosis:
- Pulver: 1 EL
- Miniflocken: 1½ EL
- normale Flocken: 2 EL

Für die beste Aufnahme sollte die tägliche Dosis auf zwei Einnahmeeinheiten aufgeteilt werden. Nicht rohe B12-Quellen sind Soja- und Reismilch.

SUBLINGUALE TABLETTEN

Vitamin B12 sollte man in dieser Form einmal am Tag oder einmal pro Woche einnehmen, dann sind die B12-Speicher wieder aufgefüllt. Für Rohköstler gilt eine Dosis von täglich zehn Mikrogramm oder wöchentlich 2.000 Mikrogramm. Die wöchentliche Dosis ist natürlich viel höher, da nur ein relativ kleiner Teil des B12 absorbiert wird, wenn man es nur in großen Dosen zu sich nimmt.

SPRITZEN

Am Anfang kann man ruhig eine Kur wählen, bei der man sich jeden Tag eine Vitamin-B12-Spritze verabreicht. Später, wenn die Speicher wieder richtig aufgefüllt sind, genügt eine Spritze einmal pro Woche.

... UND AUSNAHME ZWEI: DAS SONNENSCHEIN-VITAMIN D

Vitamin D ist das »Sonnenschein-Vitamin« und hilft beim Absorbieren und der Verarbeitung von Kalzium im Körper.

Wenn man zu wenig Vitamin D im Körper hat, kann sich das Krebsrisiko erhöhen. Menschen nehmen Vitamin D durch die Sonne auf und/oder durch bestimmte Nahrungsmittel wie Getreideflocken oder Milchprodukte. Wer in Gefilden lebt, in denen man jeden Tag mindestens dreißig Minuten Sonnenlicht auf Gesicht, Arme, Hände und Beine bekommt, wird genug Vitamin D erhalten. Ansonsten sollte man ein künstliches Produkt zu sich nehmen. Auch hier ist es wichtig, auf ein veganes Vitamin-D-Präparat zu achten.

Die besten pflanzlichen Kalziumquellen sind Bok Choy, Brokkoli, Blumenkohl, Grünkohl, Gurke, Romanasalat, Meeresalgen, Sesam, Spinat, Kohlrabi und Kohl.

GUTE BAKTERIEN FÜR DAS WOHLBEFINDEN ...

Ich empfehle Isabell, zusätzlich noch Präbiotika zu nehmen. Das sind kurz gesagt gesunde Darmbakterien, die die natürliche Balance des Verdauungssystems wiederherstellen können. Präbiotika sorgen für ein gesundes Verdauungsumfeld und spielen eine wichtige Rolle für unsere Abwehrkräfte und unser Immunsystem. Gerade wenn in unserem Darm zu viele schlechte Bakterien angesammelt wurden, ist es wichtig, wieder eine gesunde Darmflora herzustellen. Als Erwachsene haben wir etwa vierhundert verschiedene gute Bakterien in unserem Darm. Wenn wir gesund sind, sollten diese circa achtzig bis 85 Prozent der gesamten Bakteriendichte ausmachen. Wenn die schlechten Bakterien überwiegen, bringen sie unser komplettes Darmmilieu durcheinander. Die Folgen haben wir be-

reits angesprochen: Nährstoffe können nicht mehr aufgenommen werden, wir leiden unter Verdauungsbeschwerden und sind anfällig für alle Arten von Krankheiten.
Ursachen für ein Übermaß an schlechten Bakterien im Darm:

- Antibiotika (direkt eingenommen, aber auch über Rückstände aus Milchprodukten und Fleisch)
- zu viele künstliche Zusatzstoffe
- Medikamente
- Hormone
- zu viel Zucker
- schlechte Umwelteinflüsse

Was sind Präbiotika?

Präbiotika sind lebende Organismen, die somit auch absterben können. Sie können ihre heilsame Wirkung nur entfalten, wenn sie lebend in den Körper aufgenommen werden.
Unser Magen tötet einen großen Teil dieser lebenden Bakterien, bevor sie in unseren Darm gelangen. Man sollte daher darauf achten, ein Präparat mit möglichst vielen lebenden Mikroorganismen zu finden. Die Kapseln die lebenden Zellen möglichst unversehrt in unseren Körper transportieren.
Zudem sollten die Kapseln nicht nur eine hohe Anzahl von Bakterienkulturen enthalten, sondern auch eine große Vielzahl wertvoller Bakterienstämme.

- *Lactobacillus acidophilus* kann problemlos verwendet werden
- *Bifidobacterium bifidum* unterstützt das Immunsystem

Folgen von täglicher Präbiotika-Einnahme:

- Normalisierung der Verdauungsfunktion, Verstopfung und Durchfall verschwinden
- Verbesserung der Leberfunktion
- bessere Widerstandsfähigkeit gegen Allergien
- Verbesserung der Vitaminsynthese, besonders der Herstellung der B-Vitamine
- mehr Energie und Vitalität
- bessere Nährstoffaufnahme
- Schutz vor Aufgeblähtheit und Sodbrennen

… UND SCHLIESSLICH ENZYME

Ich empfehle Isabell auch noch, pflanzliche Verdauungsenzyme zu sich zu nehmen. Am besten täglich vor den Mahlzeiten, um die Verdauung und Aufspaltung der Nahrungsmittel zusätzlich anzukurbeln. Sie sorgen dafür, dass unser Körper reichlich mit den drei wichtigen Gruppen an Verdauungsenzymen, den Lipasen, Amylasen und Proteasen, versorgt wird und somit die Kohlenhydrate, Fette und Proteine effizient aufspalten kann.

Vorteile von Enzymen:

- Aufspaltung und Aufnahme von Nährstoffen und Mineralien 'wird gefördert
- der körpereigene Alterungsprozess wird verlangsamt, da die Enzymdepots gestärkt werden
- sorgen für eine geregelte Verdauung
- setzen zusätzliche Energie frei, die in die Zellregeneration gesteckt werden kann
- mehr Energie durch leichtere Verdauungsarbeit
- bessere innere Reinigung, die sich günstig auf das Hautbild auswirken kann
- weniger Verstopfung und Blähungen

WAS ICH GELERNT HABE:

- **Obst und Gemüse liefern fast alle Vitamine, Enzyme und Mineralien, die wir brauchen**
- **als Veganer muss man Vitamin B12 zuführen. Am besten sublingual oder durch Spritzen**
- **wir nehmen nur genug Vitamin D auf, wenn wir Gesicht, Arme, Hände und Beine täglich dreißig Minuten der Sonne aussetzen**
- **Präbiotika können bei der Entgiftung und Verdauung helfen**
- **der Vitamin-, Mineralien- und Enzymgehalt ist in rohen Lebensmitteln immer um einiges höher als in gekochten**

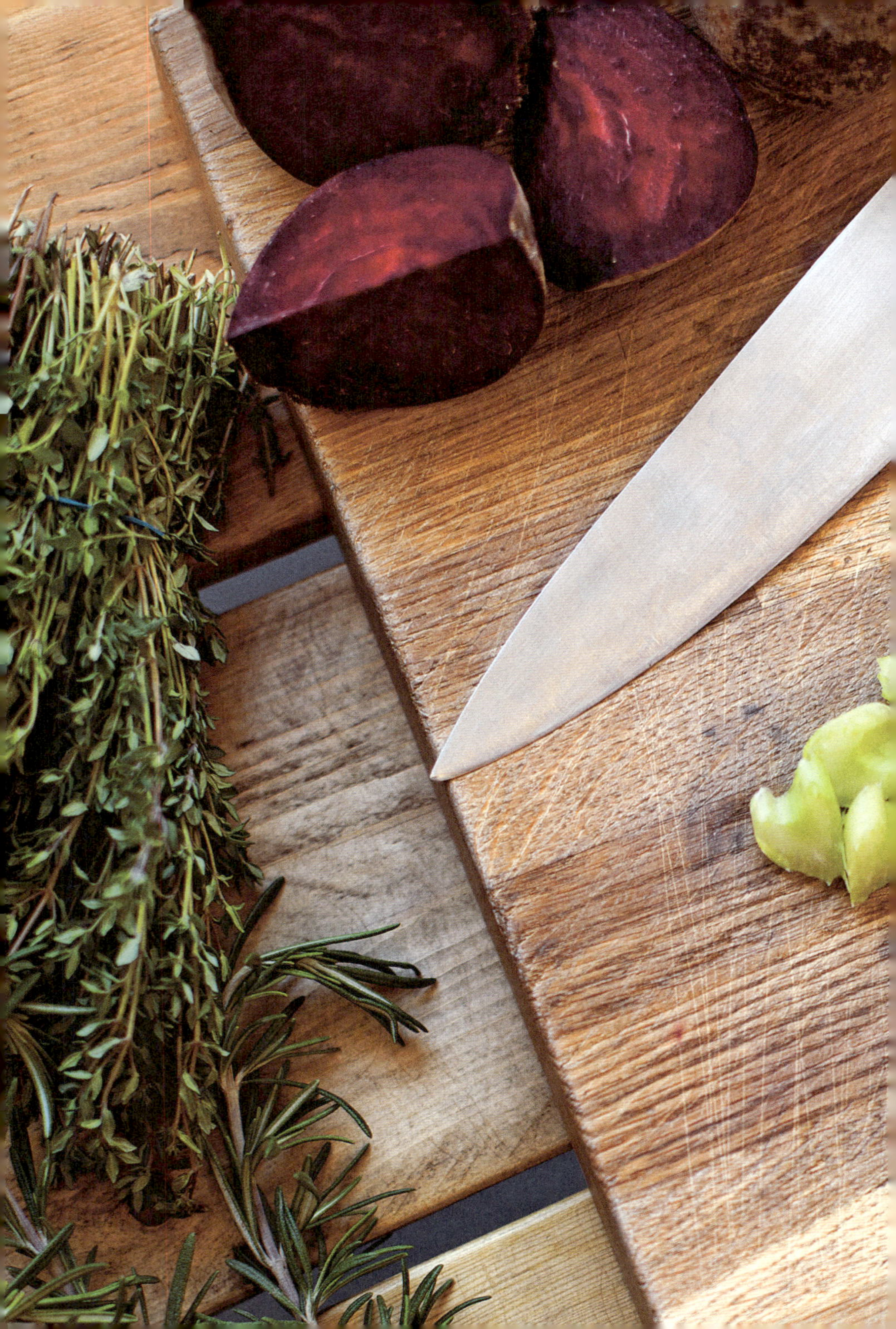

Rohkost on the Road & @ Work

»Wie, Sie essen nur roh?« Dr. Benteler, mein Gastgeber, sieht mich fragend an. Wir sind in einem schicken Frankfurter Lokal und statt mich auf das Essen zu freuen, ist mir mulmig zumute. Dr. Benteler ist nicht irgendein Gastgeber. Er ist einer unserer bedeutendsten Kunden. Heute hat er mich und zwei meiner Kollegen zum Essen eingeladen. Der Personalchef und ein Abteilungsleiter seiner Firma begleiten uns. Wir haben in seinen Augen hervorragend gearbeitet. Jetzt sollten wir auch hervorragend essen, meint er. Und was Dr. Benteler darunter versteht, ist klar: alles, was fein und teuer ist. Iberico-Steak, Entrecote, Steinbutt, Hummer oder Garnelen.

Wir sitzen zu sechst am Tisch und gerade nimmt ein Kellner unsere Bestellung auf. Während alle anderen Fleischgerichte bestellen, nehme ich einen Salat. Als Vorspeise? Okay, das geht ja noch. Aber ich nehme einen Obstsalat – und Obst zum Auftakt ist nicht populär. Und dann wird es spannend. Ich spüre die amüsierten Blicke meiner beiden Kollegen. Sie wissen genau, was jetzt kommt. Das haben sie schon bei verschiedenen Kundenterminen erlebt. Aber heute sitzt Dr. Benteler direkt neben mir. Und wie dieser reagieren wird, das interessiert die Meute sehr.

»Frau Micus, was möchten Sie denn als Hauptgang essen?«, fragt Dr. Benteler und ich bestelle einen grünen Salat mit viel Zucchini und getrennt serviertem Dressing.

»Mit Entenfilet oder mit Scampi?«, fragt die junge Bedienung mit routiniertem Lächeln.

»Bitte nur den Salat.«

»Sind Sie Vegetarierin? Dann können wir ihnen gebratene Shiitake-Pilze anbieten?«

»Nein danke, keine Pilze. Nur den Salat!«

Dr. Benteler schaltet sich ein. »Ich liebe Hummer auf Salat. Das ist sehr schmackhaft«, sagt er und möchte demonstrieren, dass es finanziell nach oben keine Grenze gibt. Ich könnte jetzt zum ganz großen Bestell-Schlag ausholen, essen, was immer ich möchte. Koste es, was es wolle.

Ich bedanke mich artig für den Vorschlag, lehne aber genauso artig ab.

»Das ist ganz reizend, danke, aber ich freue mich sehr über den Salat – ohne Ergänzung.«

STATT UNVERSTÄNDNIS ERNTE ICH NUN INTERESSE

Und dann sage ich offen, wie ich mich ernähre. Ich habe keine Lust mehr auf Taktik und Spielchen. Ich muss mich nicht verstecken, nur weil ich gesund und fit sein möchte.

»Ich bin vegane Rohköstlerin, Dr. Benteler. Das heißt, ich esse nichts Tierisches und nichts Gekochtes.«

Ich denke jetzt an den Beginn meiner Rohkost-Zeit, an die Begegnung in Malaga. Ob mein netter Gastgeber jetzt so denkt, wie ich damals? Ob er mich jetzt auch für eine Irre hält? Ob er mich genauso mustert und überlegt, wie lange ich so ausgezehrt noch überleben kann? Ist das jetzt karriereschädigend?

Ach Unsinn, die Zeit ist mittlerweile eine andere. In den letzten zehn Jahren ist die Welt aufgeschlossener, neugieriger, informierter geworden. Leider auch ungesünder und kränker. Wir wissen mehr über den Sinn und Unsinn der heutigen Ernährung, über Irreführung, Betrug und Manipulation durch die großen Konzerne, über Geschäftemacherei und Abzocke. Wir sind auf einem guten Weg, handeln und essen bewusster und ich bin als Rohköstlerin in Deutschland längst keine Exotin mehr.

Dr. Benteler sieht mich offen und interessiert an.

»Ach was, das ist ja ungewöhnlich. Erzählen Sie doch bitte mal, wie Sie dazu gekommen sind?«, fragt er neugierig, als der Kellner gerade gegangen ist. »Sie müssen wissen, meine Frau versucht gerade die Ernährungsumstellung auf Rohkost. Aber sie wird immer wieder rückfällig«, erzählt er und dann zwinkert er mir zu. »Wissen Sie, die gekochten Schmankerl ... Sie ist Münchnerin, da kann sie oft nicht Nein sagen.«

EINE ART SIEGESZUG MIT HINDERNISSEN

Dann erzählt er mir ausführlich, wie sehr ihn die Ernährungswünsche seiner Frau überzeugen. Er leide an Arthrose in beiden Knien und seine Frau ermuntere ihn ständig, endlich seine Ernährung umzustellen.

Er redet und redet, stellt interessierte Fragen und als sein perfekt gebrutzeltes Steak gebracht wird, habe ich den Eindruck, dass er es am liebsten zurückgeben und meinen wunderbar angerichteten Salat essen würde.

Zum Dessert bestelle ich mir nur Obstsaft und als ich ihm zum Abschied eine Packung meiner Rohkost-Pralinen schenke, ist er hin und weg und meint: »Die hätte ich lieber gegessen als den Vanille-Flan.«

»Es ist ganz klar: Rohkost ist auf dem Vormarsch!«

Beim Hinausgehen fragt mich Dr. Benteler, ob es ein Rohkost-Restaurant in Frankfurt gebe und meint: »Wenn wir wieder einmal etwas zum Feiern haben, treffen wir uns dort!«

Ich muss schmunzeln. Es ist ganz klar: Rohkost ist auf dem Vormarsch!

Aber bis dahin müssen Rohkost-Fans im Alltag noch mächtig improvisieren beziehungsweise gut vorbereitet sein. Denn schnell einmal irgendwohin gehen und eine Kleinigkeit essen, geht für uns ja nicht. Wir müssen immer etwas dabei haben und für Überstunden oder längere Autofahrten ausgerüstet sein. Apropos Autofahrt: Bei einer Geschäftsreise nach Berlin ist mir aufgefallen, dass meine Kollegen alle sechzig Minuten einkehren müssen. Hier einen Kaffee, dort einen Burger, dazwischen eine Currywurst und ein Hotdog.

Und ich? Ich hatte ein buntes Sammelsurium von Rohkost-Snacks in der Tasche, dazu drei handliche Mineralwasserflaschen. Mir ging es gut. Aber auch nur, weil ich gelernt habe zu planen. Denn wer nicht plant, erleidet schnell einen Rückfall. Hunger, Gereiztheit, Müdigkeit: Das sind die Gefährten des Rückfalls. Ich will sie nicht mehr sehen und beuge vor.

ROHKOST IM RESTAURANT – KONSEQUENT BLEIBEN!

In jedem Restaurant gibt es mittlerweile Salat und man kann immer mit dem Kellner sprechen, um bestimmte rohe Zutaten zusätzlich zu bekommen. Zum Beispiel ist es einfach, rohe Champignons statt gekochter zu bekommen. Aufpassen bei Mais: Der ist fast immer gekocht und sollte weggelassen werden. Hilfreich ist es auch, immer ein paar Rohkost-Cracker mitzunehmen. Die passen gut zum Salat und man kommt nicht in Versuchung, zum leckerleichten Weißbrot zu greifen. Als Nachtisch eignen sich Trockenfrüchte. Die gibt's in fast jeder Restaurantküche! Zudem haben viele Restaurants Vorspeisen, die roh sind. Man kann darum bitten, davon eine etwas größere Portion zu bekommen. Hier eignen sich:

- Gazpacho
- frischer Gartensalat
- frische Früchte oder frischer Fruchtsalat
- japanischer Meeresalgensalat
- Guacamole mit Gemüsesticks oder Salatblättern
- Oliven oder Olivenpaste
- Sushirollen mit Gemüse und ohne Reis

Tipps, um im Alltag roh zu bleiben

Rohkost zu Hause – Im Voraus planen

Um keine Rückfälle zu erleiden, ist es sehr wichtig, im Voraus zu planen. Der Kühlschrank sollte immer gut mit rohem Obst und Gemüse gefüllt sein. Snacks wie Rohkost-Brot, rohe Nusskugeln oder Rohkost-Cracker sollten für mehrere Tage im Regal liegen. Nüsse, Samen und Sprossen immer rechtzeitig einweichen.

Um auch im hektischen Alltag versorgt zu sein, ist es wichtig, immer ein paar Snacks und Obst dabeizuhaben.

Tipp: Im Auto genauso wie in jeder Handtasche immer ein paar Snacks vorrätig haben. Ein roher Riegel dämpft das Hungergefühl und bringt schnell neue Energie für zwischendurch. Wichtig: Viel Wasser dazu trinken!

Tipp: Wenn nicht sicher ist, ob es in einem Restaurant frischen Salat oder eine rohe Alternative gibt, oder wenn man besonders hungrig ist, kann eine Kleinigkeit im Voraus den größten Hunger stillen. Dann läuft man nicht Gefahr, ungesundes, nicht rohes Essen zu bestellen, das man eigentlich gar nicht essen möchte, und sich den Rest des Tages über sich selbst zu ärgern.

ROHKOST AM ARBEITSPLATZ

Als Rohköstler braucht man auf jeden Fall ein Sortiment an leicht zu reinigenden Plastikdosen. In den Sommermonaten ist außerdem eine kleine Kühltasche sinnvoll. Ich stelle mir jeden Morgen nach dem Frühstück ein leckeres Sortiment zusammen:

- Gemüsesticks (Karotte, Paprika, Zucchini)
- Salat
- Äpfel, Bananen, Mandarinen und andere Früchte mit Schale
- getrocknete Snacks wie Rohkost-Brot, Chips oder auch Trockenfrüchte

WICHTIG: Je gesünder der Körper ist, desto gesünder ist auch der Geist! Ich merke es täglich bei meiner Arbeit. Ich kann mich besser konzentrieren, bin fitter und aufnahmefähiger. Zudem ist das klassische Nachmittagstief verschwunden – ganz ohne den klassischen Kaffee!

ROHKOST UNTERWEGS

Sinnvoll ist auch hier die gut gefüllte Lunchbox. Doch frische Nahrungsmittel halten sich nicht lange und müssen – gerade im Sommer – kurzfristig vor dem Verzehr gekauft werden.

Sinnvoll ist es deshalb, auch immer ein Besteck und eine kleine Schüssel dabeizuhaben. So kann man sich auch unterwegs im Supermarkt schnell ein paar frische Zutaten kaufen und hat immer etwas Frisches, Leckeres zu essen.

Tipp

... für On-The-Road

Mit grünem Blattsalat lassen sich ganz tolle Wraps herstellen, die leichter zu essen sind als ein normaler Salat. Auch Nori-Blätter eignen sich dazu fantastisch. Ein paar Samen und Nüsse dazu und fertig ist das perfekte Essen – beispielsweise für die Raststätte an der Autobahn!

Energiebällchen

1 Packung Paranüsse, Walnüsse oder Haselnüsse
1 ½ Tassen klein geschnittene Datteln
1 ½ TL Açaí-Beeren-Pulver
2 TL gemahlene Vanille
Kokosraspeln

Die Nüsse über Nacht einweichen. Dann alle Zutaten zusammen in einem Küchenmixer mischen und anschließend kneten, bis eine feste, klebrige Masse entsteht. Mit den Händen kleine Bällchen formen und in den Kokosraspeln wälzen.

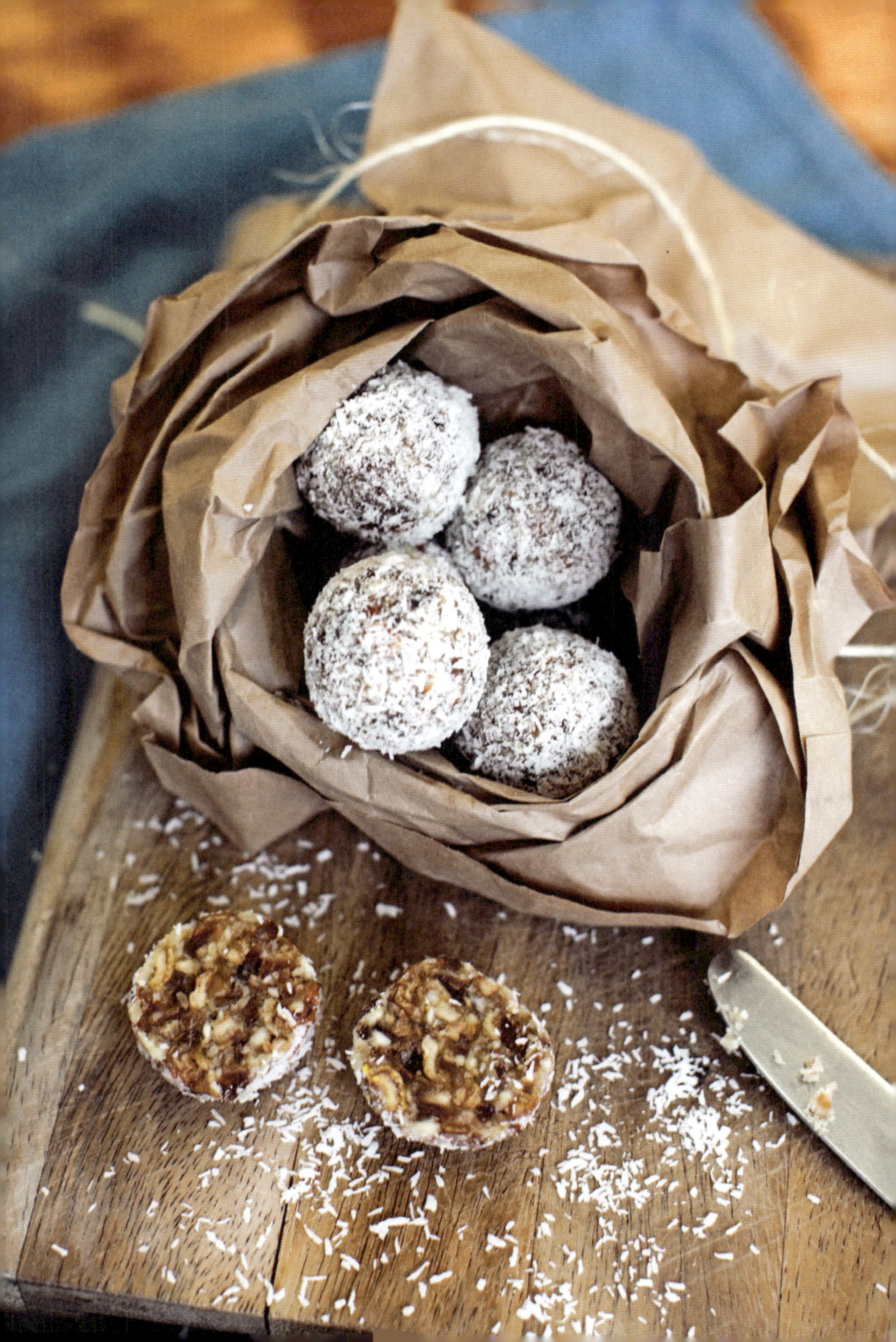

Was man als Ergänzung auf längere Reisen mitnehmen kann:
- Nüsse und Samen
- Sprossen (luftdicht verschlossen sind sie ein paar Tage haltbar, die hohe Feuchtigkeit kann leicht zu einem schlechten Mikroklima führen, daher vor dem Verzehr trotzdem gut kontrollieren)
- Nusspasten
- Rohkost-Brot, -Chips oder -Croutons
- Kohl-Chips
- sonnengetrocknete Tomaten
- Avocado
- Nori
- Himalayasalz
- Trockenfrüchte

Rezept Rohkost-Wrap

ZUTATEN FÜR DIE FÜLLUNG:
- Frischer Baby-Blattspinat
- Zucchini
- Tomaten
- Avocado
- Sprossen
- Feldsalat
- Champignons

ALS WRAP:
- Eisbergsalat
- Nori-Blätter

Die Zutaten für die Füllung in kleine Streifen und Stücke schneiden und mithilfe der Avocado zu einer dickeren, breiigen Masse werden lassen. Die Masse dann entweder in ein Salatblatt wickeln oder in ein vorher mit Wasser befeuchtetes Nori-Blatt.

Und wenn ich besonders fit und konzentriert sein muss, stecke ich mir noch zwei »Wundermittelchen« ein. Aber keine Angst, keine Chemie oder Aufputschdrogen. Es geht auch anders:

SUPERFOODS – DIE IDEALE ERGÄNZUNG, BESONDERS FÜR UNTERWEGS

Unter »Superfoods« versteht man Lebensmittel, die einen besonders hohen und konzentrierten Anteil an wertvollen Inhaltsstoffen aufweisen. Oft kommen sie aus fremden Kulturkreisen wie etwa die Goji-Beeren (China) oder die Kakaobohne (Südamerika). Derzeit sind Superfoods sehr populär.

GOJI-BEEREN

In Goji-Beeren sind unter anderem Vitamin C, Vitamin B (B1, B2, B3), Carotinoide, Magnesium, Natrium, Kalzium, 21 Spurenelemente (darunter Eisen, Kupfer, Nickel und Chrom) und 18 verschiedene Aminosäuren enthalten. Zudem haben sie starke antioxidative Eigenschaften. Zwei Teelöffel Goji-Beeren pro Tag reichen aus, um den Körper mit der nötigen Menge an zellschützenden Stoffen zu versorgen.

ROHER KAKAO

Rohe Kakaobohnen enthalten fast 300 verschiedene Inhaltsstoffe, so gut wie keinen Zucker, dafür Proteine, Kohlenhydrate, Ballaststoffe, Eisen, Kalium, Magnesium, B-Vitamine, Vitamin E und viele weitere wertvolle Bestandteile.

Kakaobohnen weisen von allen Lebensmitteln die höchste Konzentration an Antioxidantien auf.

MACA

Die Maca-Pflanze gehört zu den Kreuzblütengewächsen und stammt aus den Höhenlagen der peruanischen Anden. Maca-Pulver wird aus der Wurzelknolle hergestellt. Die Maca-Wurzel enthält Eiweiße, viel Eisen, Magnesium, Kalzium, Kohlenhydrate, Phosphor, Zucker, wichtige Mineralstoffe und nahezu alle Vitamine.

Die robuste Pflanze trotzt Kälte, Wind und intensiver Sonne und gilt als extrem widerstandsfähig. Ähnlich ist auch ihre Wirkung auf den Menschen: Maca macht stressresistenter und verhilft zu körperlichen und geistigen Höchstleistungen.

ACAI-BEERE

Die Açaí-Beere ist eine kleine lilafarbene Frucht, die im brasilianischen Regenwald an der Kohlpalme wächst. Sie sieht unserer heimischen Heidelbeere zum Verwechseln ähnlich. Sie zeichnet sich vor allem durch einen extrem hohen Anteil an Antioxidantien aus. Sie zügelt den Appetit und regelt den Stoffwechsel. Die Medien feiern sie als Schlankmacher.

GERSTENGRAS

Gerstengras ist ein hochwertiges Lebensmittel mit hohem Nährstoffgehalt und zählt zu den dunkelgrünen Blattgemüsen.

Es ist ungewöhnlich reich an Vitaminen (z.B. A, C, B2, B6, B9), Mineralstoffen (u.a. Calcium, Magnesium, Phosphor, Eisen) sowie Chlorophyll, Enzymen und Antioxidantien. Es enthält elfmal so viel Kalzium wie Kuhmilch und siebenmal so viel Vitamin C wie Orangen. Gerstengras beugt einer Vielzahl von Krankheiten vor beziehungsweise unterstützt deren Heilung.

Tipp

All diese Superfoods gibt es auch in Pulverform, zum Beispiel von Keimling. Das ist ideal, wenn man beispielsweise auf Reisen nicht täglich an frische grüne Smoothies kommt.

ICH BIN STOLZ AUF MICH

Ich habe es geschafft, die Rohkost-Ernährung in allen Lebenslagen umzusetzen. Seitdem ich gut plane, habe ich auch auf Geschäftsterminen und Reisen keine Probleme mehr. Aber man sieht mich auch selten ohne mein kleines schwarzes Lunchköfferchen. Diese gibt es übrigens preiswert und in schicken Ausführungen! In meiner Firma belächelt mich längst niemand mehr deswegen. Im Gegenteil! Ich habe immer öfter Nachahmer, denn es ist November und draußen nieselt es und der Wind pfeift eisig. Die Reihen der Mitarbeiter sind ausgedünnt, gerade rollt die erste Grippewelle durch die Stadt. Aber ich bin fit. Kein Frösteln, kein Husten, kein Kratzen im Hals. Die Viren im Büro und in der S-Bahn können mir nichts anhaben. Und noch etwas: Kürzlich habe ich mich beim Gemüseschneiden morgens kräftig in die Fingerkuppe geschnitten. Es hat keine Stunde gedauert und die Wunde war fast vollständig geheilt. Mein Körper ist einfach auf Zack – dank Rohkost!

WAS ICH GELERNT HABE:

- Rohkost ist auch unterwegs einfach umzusetzen, man muss nur etwas planen
- ein Rohkost-Snack in der Tasche kann vor Heißhungerattacken und Rückfällen bewahren
- die meisten Lokale haben Rohkost-Alternativen im Programm
- Superfoods sind ideale Reisebegleiter
- man kann, wenn man nur will

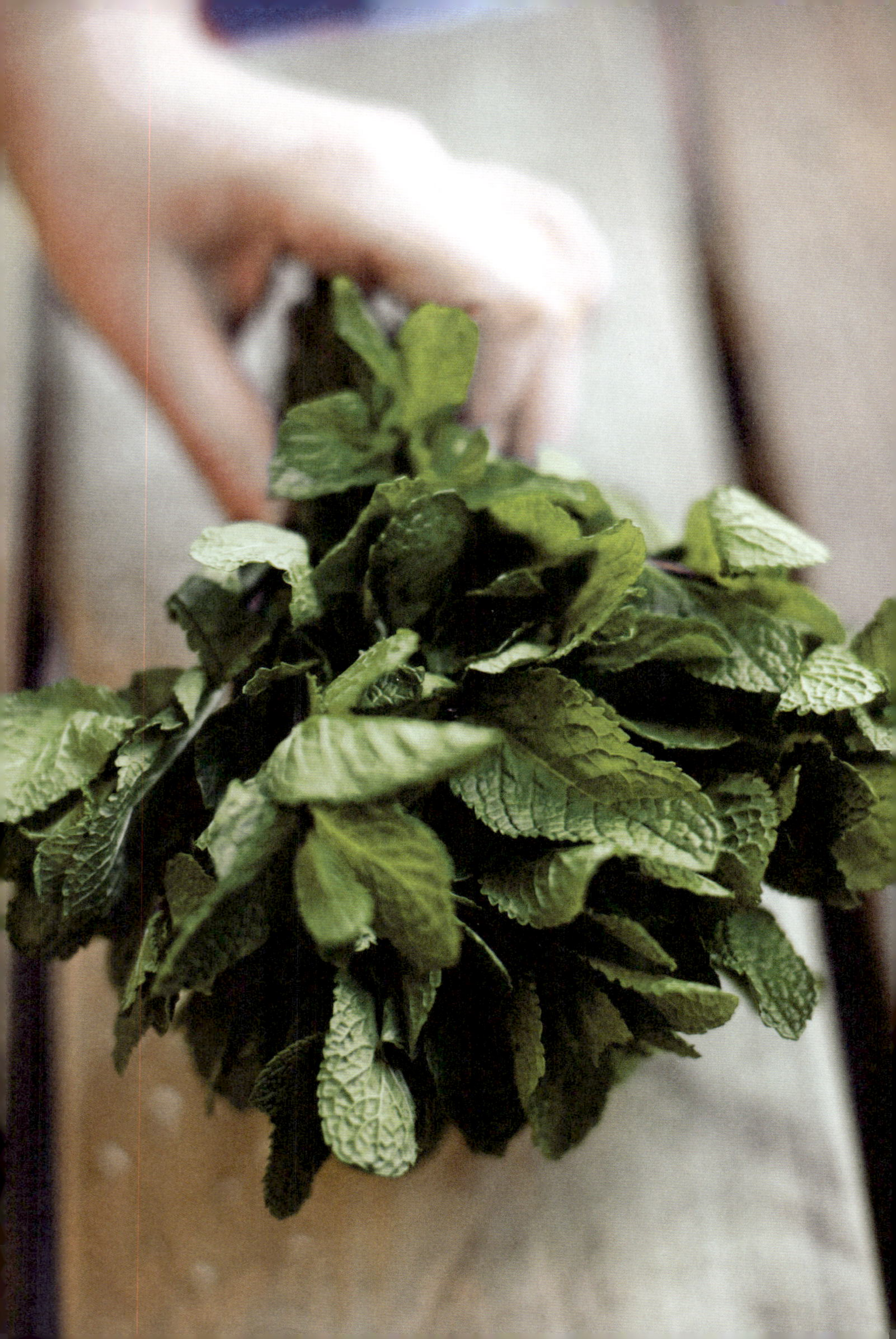

The Show must go on!

Weihnachtsgans-Essen bei Fred, Weihnachtsmarkt-Besuch mit dem Team, Adventskaffee bei Ina, Plätzchenbacken mit Caro, Weihnachtsfeier mit der Firma: Es ist Dezember und mein Terminkalender platzt wie jedes Jahr aus allen Nähten.

Alle laden alle ein und immer geht es um angeblich gutes, aber auf jeden Fall reichlich Essen. Knusprige Gänsebraten, duftende Pfannkuchen, zuckerstrotzendes Gebäck, knallbunte Schokoladen-Nikoläuse. Meine Güte, was essen wir bloß alles? Beziehungsweise ich ja nicht ...

ADVENTSZEIT – ZEIT FÜR ZUCKER UND EMOTIONEN

Ich stecke in meiner ersten Adventszeit als Rohköstlerin und bin – zugegeben – etwas verwirrt. Schon morgens um acht packen meine Kolleginnen im Büro die Keksteller mit immer neuen, selbstgebackenen Kreationen voll. Es gibt Heidesand, Nussgebäck und leckerfluffige Vanillekipferl.

Mittags empfängt uns unser Stammwirt Frederico mit seinem selbstgemachten Glühwein und vom Nachbartisch zieht der Duft von Lorbeer und Thymian zu mir herüber. Abends auf dem Weg zum Supermarkt muss ich an Kastanienröstereien, Champignon-Brutzelbuden und Crêpe-Ständen vorbei. Ganz zu schweigen von dem üppigen Süßigkeitenangebot in den Supermärkten.

Die westliche Welt ist in dieser Zeit im Ausnahmezustand. Es geht darum, sich ständig zu verwöhnen und zwar mit Essen, das in meinen Augen ungesünder gar nicht sein könnte. Aber die Adventszeit ist ja mehr. Sie gilt als beziehungsstiftend und soll unsere im Laufe des Jahres entleerten Harmoniebatterien wieder aufladen. Wir sollen uns an glitzernden Ständen und Kiosken treffen, in üppig geschmückten Restaurants und farbenfroh und festlich dekorierten Wohnungen.

Und wenn im Hintergrund traditionsreiche Klänge dudeln, sollen wir uns alle wieder lieben: die Kollegen und Freunde, die Nachbarn und Bekannten und als Höhepunkt am 24. Dezember dann auch wieder unsere Familien.

Pünktlich zum ersten Advent tauchen wir ab in 24 Tage voll von Emotionen, Lobhudeleien und Gefühlsausbrüchen. Bis wir am Tag nach Weihnachten erschöpft und meist auch verschuldet aus dem Glitzerrausch erwachen.

Klingt alles so fremd. Ist es aber nur die ersten paar Tage der berauschendsten Zeit des Jahres. Dann haben uns professionell agierende Marketingstrategen wieder auf die »richtige« Spur gebracht und wir laufen wie geplant schnurstracks immer schneller in der gewünschten Konsumspur mit. Lassen uns erst anregen, dann drängen und, je näher das magische Datum kommt, immer intensiver unter Druck setzen.

AUSSENSEITERIN DURCH ROHKOST?

»Hast du schon ein Geschenk für deine Mutter?«, will Caro wissen. Und ich schüttele den Kopf. »Nee, wir schenken uns nichts«, murmele ich. Und während ich das Wort »nichts« in Zusammenhang mit dem Wort »schenken« gebrauche, beginnt mein Herz zu stolpern. Darf man das eigentlich so einfach sagen? Oder verstoße ich damit gegen irgendeinen weihnachtlichen Ehrenkodex?

Egal. Mir macht viel mehr die Frage zu schaffen, ob ich jetzt zur Einsamkeit verdonnert bin. Ich kann doch nichts von all dem genießen, was im Netz, in jeder Zeitung und auf allen Werbeplakaten oder den Weihnachtsmärkten an Leckereien angepriesen wird. Ich bin eine Außenseiterin! Zumindest, was das Essen betrifft.

In den letzten elf Monaten bin ich zur überzeugten Rohköstlerin geworden – Ausnahmen inbegriffen. Ich habe ja meinen Cheat-Day und gönne mir dann ab und zu eine Gemüsepfanne. Ich betone: Längst wird nicht jeder Cheat-Day auch als solcher genutzt! Ich trinke dann und wann ein Glas Tee, schlürfe besonders gern beim Thailänder eine Kokossuppe.

Ich bin Rohköstlerin, aber nicht verbissen. Und als mich eine Freundin zur Tofugans – ja, die gibt es wirklich! – eingeladen hat, habe ich gern ein Stückchen lecker gegrillten Tofu mit frischem Rotkraut gegessen.

ROHKOST OHNE ZWANG, ABER MIT WACHSENDER ÜBERZEUGUNG

Seitdem ich den Ausnahmetag eingeführt habe, gönne ich mir auch ohne schlechtes Gewissen einmal etwas Gekochtes. Aber ehrlich gesagt mit schwindender Freude. Denn nach einem Jahr Rohkost haben sich meine Geschmacksnerven offenbar umgestellt. Ich habe zwar immer wieder einmal Gelüste nach nicht rohem Essen, besonders nach meinem heißgeliebten Tofu.

Aber nach ein paar Bissen ist das Verlangen weg und nach noch mehr Bissen fühlt sich mein Magen nicht mehr gut an. Die Botschaft ist deutlich: Ich vertrage kein gekochtes Essen mehr. Mein Körper ist verwöhnt. Er beginnt sich sofort zu wehren. Mit Magendrücken, Aufstoßen, Übelkeit. Ich bin also längst nicht mehr nur im Herzen »roh«. Mein Körper ist es auch.

ES GIBT GUTE ALTERNATIVEN

Nach der Einladung zur Tofugans bin ich endlich auch in Weihnachtslaune. Und da ich mit Weihnachten das typische Plätzchenbacken verbinde, will ich darauf nicht verzichten.

Ich lade Caro ein. Sie lässt sich auf das Experiment ein. Samstag ist es so weit. Wir backen Rohkost-Plätzchen! Das Rezept der Zimtsterne habe ich im aktuellen Keimling-Newsletter gelesen, allerdings etwas abgewandelt. Unsere Stimmung ist bestens. Die rohen Zimtsterne werden es auch sein. Da bin ich ganz sicher!

Rohkost-Zimtsterne

FÜR DEN TEIG:
- 100 g frischer Apfel
- 300 g Datteln
- 4 EL Kokosmus
- 200 g Mandeln
- 1 Msp. Zimt
- 1 Msp. Vanille
- 1 Msp. Sternanis

FÜR DEN ZUCKERGUSS:
- 4 EL Kokosmehl
- 1 EL Zitronensaft
- 3 EL Kakaobutter, geschmolzen

Alle Zutaten in einem Food-Prozessor nach und nach mixen und zu einem gleichmäßigen Teig verarbeiten. Ausrollen und mit einer Ausstechform kleine Sterne herstellen.

Die Zimtsterne dann für etwa sechs Stunden im Backofen oder Dörrautomat bei maximal 42 Grad trocknen. Die fertigen Zimtsterne in den warmen Zuckerguss eintauchen, dann in den Kühlschrank stellen.

ÜBERRASCHUNGSERFOLG IM WEIHNACHTSTAUMEL

Was abends nach herrlichen Stunden mit passender Musikbegleitung vor uns liegt, ist ein duftend-frischer Traum. Hhmmm, ich bin versöhnt. Und Montagmorgen bestücke ich den Keksteller im Büro. Übrigens ist er schon um zehn Uhr leer.

Rohkost-Kekse kann sich niemand vorstellen und alle sind neugierig, wie so etwas schmeckt. Aber meine Kekse werden nicht nach dem ersten Probebiss verschämt ins Taschentuch gespuckt, sondern mit großer Freude aufgegessen und ich bekomme jede Menge Komplimente dafür.

Heiligabend sitze ich im Flieger nach Valencia. Ich freue mich riesig auf meine Familie. Obwohl das, was mich erwartet, mit einer deutschen Weihnacht nicht viel zu tun hat. Spanier feiern anders. Fröhlicher. Der Weihnachtsumzug mit Papá Noel, so heißt hier der Weihnachtsmann, erinnert mich an einen Karnevalsumzug.

DAS MENÜ BIETET JEDEM ETWAS

Der Weihnachtsmann wirft Konfetti, die Weihnachtsengel tanzen mit Hula-Hoop-Reifen und die Schneeprinzessin zeigt Sambaschritte. Nun ja, die Wintersonne verführt zu ausgelassenen Rhythmen. Und meine Mutter ist in ihrem Element. Sie liebt Spanien und seine Bräuche zu jeder Jahreszeit. Zu Hause gibt es deshalb auch einen kunterbunt blinkenden Weihnachtsbaum wie vom Rummelplatz – natürlich aus Plastik! Und gegessen wird bei Santiago.

»Die gesamte spanische Großfamilie isst, feiert und tanzt mit uns.«

Meine Mutter hat das Weihnachtsmenü für uns schon bestellt: Es gibt Fisch für meinen Vater und meinen Bruder und für meine Mutter und mich leckeren Salat. Dazu gönnen wir Erwachsenen uns ein Glas Rotwein. Die gesamte spanische Großfamilie isst, feiert und tanzt mit uns. Ich beneide diese Menschen um ihre ausgelassene Fröhlichkeit. Liegt es nur an der Sonne? Nein, es sind die Gene.

RÜCKBLENDE: EIN JAHR ROHKOST

Erst um zwei Uhr in der Nacht gehen wir nach Hause. Die nächsten Tage gehen wir jeden Mittag an den Strand. Das Klima ist hier herrlich mild. Man kann auch im Winter abends noch draußen sitzen, lachen und fröhlich sein.

Silvester bleiben wir zu Hause. Wir sitzen bis Mitternacht auf der Dachterrasse und erzählen uns, was wir uns vom neuen Jahr alles erhoffen. Vor dem Blick nach vorn kommt immer erst der Blick zurück. Was hat mir das Jahr gebracht? Ganz viel! Ich habe meine Ernährung umgestellt. Das klingt banal, aber es ist viel mehr passiert.

Durch Rohkost habe ich auch ein neues Lebenskonzept gefunden. Wer beginnt, seinen Körper auszumisten, räumt auch schnell in seinem ganzen Leben auf. Ich habe mich plötzlich in meiner Wohnung nicht mehr wohlgefühlt und angefangen, Ordnung zu schaffen. Kistenweise habe ich Zeug zum Sperrmüll gebracht und meine ausrangierte Kleidung zum Roten Kreuz.

Ich wollte das Wichtige vom Unwichtigen trennen, mich auf das Wesentliche beschränken. Genauso wie beim Essen. Weg mit unnötigem Firlefanz und künstlich aufgeblähten Mahlzeiten. Und her mit einfachen, aber hochwertigen Lebensmitteln, die der Gesundheit gut tun und meinen Körper verwöhnen. Und nach dem Ausmisten der Wohnung kam mein Freundeskreis an die Reihe.

AUF DEM WEG ZUM ECHTEN LEBEN

Ich möchte mit Menschen zusammen sein, denen ich etwas bedeute, die ich schätze und mit denen ich gern Zeit verbringe. Man kann auf Facebook zweihundert oder wer weiß wie viele Menschen kennen. Aber befreundet sein, das heißt für jemanden da sein und das auch umgekehrt erwarten dürfen. Das kann man nur mit wenigen Menschen.

Ich brauche meine Familie und ein paar enge Freunde. Alle anderen sind Bekannte, ganz sympathische und liebenswerte Leute. Aber eben nur Bekannte. Und wer gar nicht passt – nun ja, der muss und kann einfach ohne mich leben. Who cares?

Ich habe nach einem Jahr Rohkost ein Fazit gezogen. Was als Auseinandersetzung mit dem Körper begann, wurde schnell zu einer Auseinandersetzung mit dem Leben. Ich bin jetzt gesünder, fitter und dynamischer. Meine Schilddrüsenwerte waren schon im September wieder normal. Die verhassten kleinen Pillen sind im Müll gelandet.

Ich hatte ein gutes Jahr, voll von Erkenntnissen und Erfahrungen. Ich habe mich tief in eine Ernährungsform hineingearbeitet, viel gelesen und zahllose Studien geprüft. Was sich dabei in meinem Kopf angesammelt hat, lässt nur ein Fazit zu: Rohkost ist die einzig gesunde Ernährungsweise! Und ich bleibe dabei. Für immer. Allerdings nicht so streng wie am Anfang geplant.

Ideal ist für mich achtzig Prozent Rohkost, 15 Prozent vegan und fünf Prozent irgendetwas, auf das ich gerade Appetit habe: Gummibärchen, Popcorn, ein Rührei. Allerdings mit weiterhin abnehmender Tendenz.

DER SPANISCHE SYLVESTERBRAUCH IST ABSOLUT ROHKÖSTLER-TAUGLICH

Einhundert Prozent Rohkost sind noch Zukunftsmusik. Ich weiß nicht, ob ich die Wette damit verloren habe. Aber das ist egal. Ich lade meine Kollegen gern ein. Ich mag sie alle und verdanke ihnen viel. Denn sie haben mich sanft ermutigt, das Rohkost-Experiment so konsequent zu wagen. Wir werden einen wunderbaren Abend miteinander verbringen. Für mich gibt's dann Seetangsalat. Ich liebe ihn. Man schmeckt das Meer.

»Für mich gibt's Seetangsalat. Ich liebe ihn. Man schmeckt das Meer.«

»Es ist gleich Mitternacht«, meint meine Mutter, und nach dem spanischen Brauch hat sie für jeden von uns zehn Weintrauben bereitgelegt. In den letzten zehn Sekunden vor dem Jahreswechsel-Glockenschlag isst man sie und wünscht sich etwas dabei. Endlich ein rohköstlicher Brauch! Ich beiße genüsslich in die Trauben und schließe die Augen.

MEIN VORSATZ FÜR DAS NEUE JAHR: ICH WERDE MEIN WISSEN TEILEN

Ich habe für das neue Jahr einen großen Wunsch: Ich möchte ein Buch über meine Rohkost-Erfahrungen schreiben und damit viele Menschen für Rohkost begeistern – und nicht nur das: Ich möchte Menschen helfen, mit dieser radikalen Ernährungsumstellung gesund zu bleiben. Und wenn sie schon krank sind, möchte ich sie überzeugen, diese Möglichkeit zu nutzen, um wieder gesund zu werden.

Gut, ich bin keine Ernährungswissenschaftlerin, keine Medizinerin, keine Fachfrau. Aber ich habe mir aus dem Sammelsurium an

Forschungsergebnissen, an Zahlen und Fakten, das herausgesucht, was nicht nur einleuchtend und logisch klingt, sondern auch international anerkannt ist.

All das werde ich aufschreiben. Ohne Rücksicht auf Pharmakonzerne und Interessenverbände, ohne Rücksicht auf Lobbyisten und Werbekampagnen. Was ich schreibe, beruht auf Erfahrung. Und die gibt allen Rohkost-Fans recht: Ja, es stimmt – man kann sich schlank, fit und gesund essen. Es geht! Aber ich habe schon eine neue Wette: Mein Buch wird viele Menschen erreichen, zum Nachdenken anregen und dazu ermuntern, auch roh zu essen. Die Wette gilt!

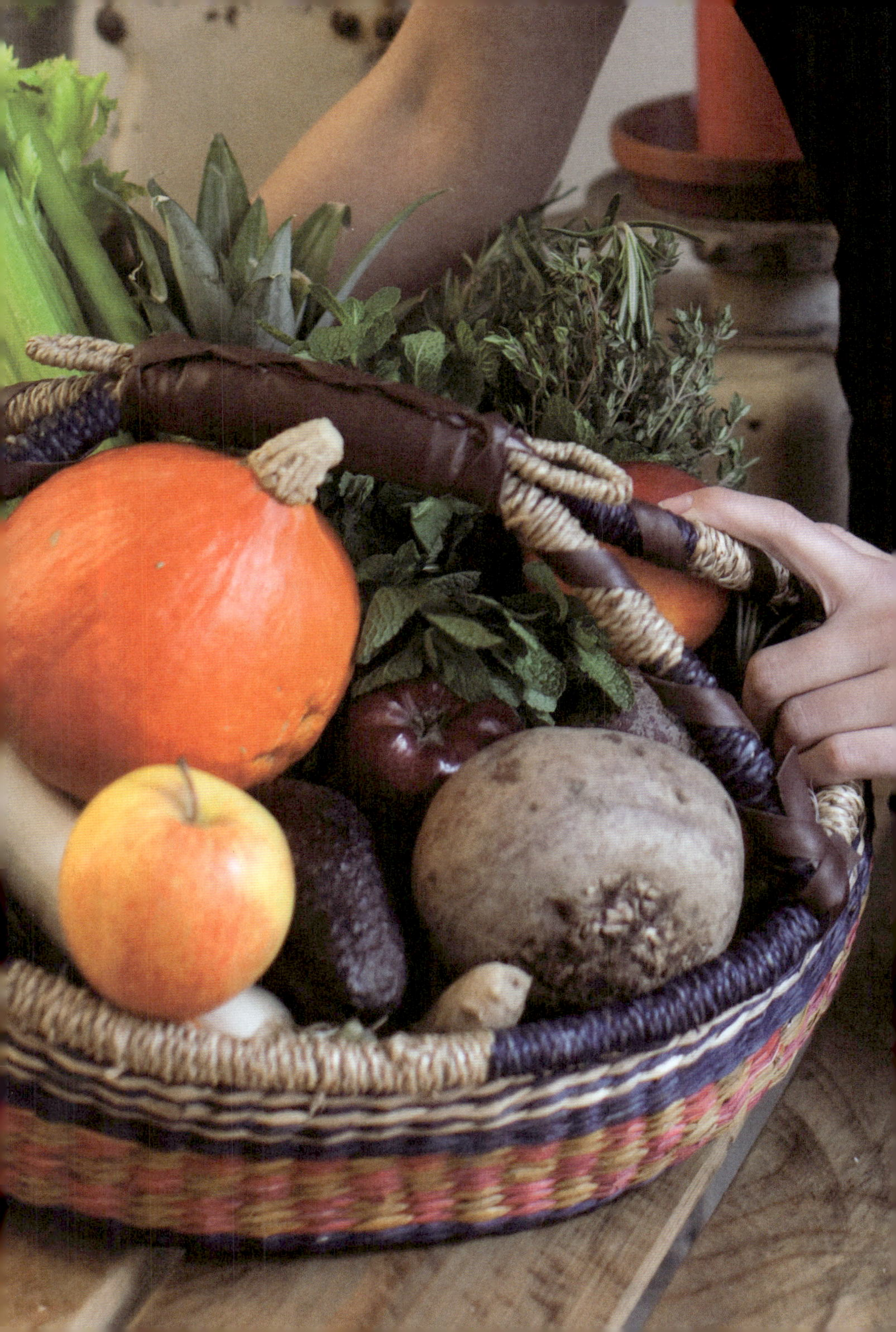

LITERATURVERZEICHNIS

Adams, C.: »Handbook of Nutritional Value of Foods in Common Units«. New York: Dover, 1986

American Diabetes Association: »National Diabetes Fact Sheet«. 2007

American Heart Association: »Heart Disease and Stroke Statistics«. Update 2010

Anderson, J. W.: »Dietary Fiber in Nutrition Management of Diabetes«. In: Vahouny, G. V.; Kritchevsky, D. (Ed.): »Dietary Fiber: Basic and Clinical Aspects«. New York: Plenum Press, 1986

Bianchi, C. P.; Hilf, R.: »Protein Metabolism and Biological Function«. New Brunswick, NJ: Rutgers University Press, 1970

Bohger, T.: »Enzymes: What the Experts Know«. Prescott, AZ: One World Press, 2006

Campbell, Dr. T. C.; Campbell II, T. M.: »The China Study: The Most Comprehensive Study of Nutrition ever Conducted and the Starling Implications for Diet, Weight Loss and Long-Term Health«. Dallas, TX: Benbella Books, 2006

Campbell, Dr. T. C.; Parpia, B.; Chen, J.: »A Plant-Enriched Diet and Long-Term Health Particulary in Reference to China«. HortScience 25, no. 12, 1990

Cousens, G.: »Conscious Eating«. Berkeley, CA: North Atlantic Books, 2000

Divi, R. L.; Chang, H. C.; Doerge, D. R.: »Identification, Characterization and Mechanism of Anti-Thyroid Activity of Isoflavones from Soybeans«. Biochemical Pharmacology 54, 1997

Doerge, D. R.: »Inactivation of Thyroid Peroxidase by Genistein and Daidzein in Vitro and in Vivo; Mechanism for Anti-Thyroid Activity of Soy«. Symposium in Washington D.C., National Center for Toxicological Research, Jefferson, AR, November 1999

Ehret, A.: »Mucusless Diet Healing System«. New York: Benedict Lust Publications, 2002

Fallon, S.; Enig, M. G.: »Newest Research on Why you Should avoid Soy«. Nexus Magazine 7, no. 3 (April-May 2000)

Farr, Dr. G.: »Comparing Organic Versus Commercially Grown Foods.« New Brunswick, NJ: Rutgers University Study, 2002

Farr, Dr. G.: »Comparing Organic versus Commercially Grown Foods«. New Brunswick, NJ: Rutgers University Study, 2002

Food and Nutrition Board: »Dietary Reference Intakes Proposed Definition of Dietary Fiber«. Washington D.C.: National Academy of Sciences, 2001

Fossey, D.; Harcourt, A. H.: »Feeding ecology of free ranging mountain gorillas«. In: Clutton Brock (Ed.): Primate Ecology: Studies of Feeding and Ranging Behavior in Lemurs, Monkeys and Apes. London: Academic Press, 1977

Haas, Dr. E.: »Staying Healthy with Nutrition: The Complete Guide to Diet & Nutritional Medicine«. Berkeley, CA: Celestial Arts, 2006

Howe, G. R.: »Dietary Intake of Fiber and Decreased Risk of Cancers of the colon and the Rectum: Evidence from the Combined Analysis of 13 Case-Control Studies«. Journal of the National Cancer Institute 84, no. 24, December 1992

Howel, Dr. E.: »Enzym nutrition«. Wayne, NJ: Avery Publishing Group Inc., 1985

Junger, A.: »Clean Gut: The Breakthrough Plan for Eliminating the Root Cause of Disease and Revolutionizing Your Health«. HarperOne, 2013

Junger, A.: »Clean: The Revolutionary Program to Restore the Body's Natural Ability to Heal Itself«. HarperOne, 2009

Lancaster, M. C.; Jenkins F. P.; Philip, J. M.: »Toxicity Associated with Certain Samples of Ground-Nuts«. Nature 192, 1961

Max Planck Institute for National Research, Germany. In: Cousens, Dr. G.: »Rainbow Green Live-Food Cuisine«. Berkeley, CA: North Atlantic Books, 2003

McDougall, J. A.: »Digestive Tune-up«. Summertown, TN: Healthy Living Publicatons, 2008

Okitani, et al.: »Heat Induced Changes in Free Amino Acids on Manufactured Heated ulps and Pastes from Tomatoes«. The Journal of Food Science 48, 1983

Ornish, D.; Brown, S. E.; Scherwitz, L. W. et al.: »Can Lifestyle Changes Reverse Coronary Heart Disease?« Lancet 336, 1990

Ornish, D.: »Avoiding Revascularoization with Lifestyle Changes: The Multicenter Lifestyle Demonstration Project«. American Journal of Cardiology 82, 1998

Shelton, H. M.: »Food Combining Made Easy«. San Antonio, TX: Willow Publishing, 1982

Shilhavy, B.; Shilhavy, M.: »Virgin Coconut Oil«. West Bend, WI: Tropical Traditions Inc., 2004

Walker, Dr. N. W.: »Become Younger«. Summertown, TN: Norwalk Press, 1995

Walker, N. W.: »Colon Health«. Prescott, AZ: Norwalk Press, 1979

Wandmaker, H.: »Rohkost statt Feuerkost. Wahre Gesundheit durch natürliche Ernährung«. München: Goldmann Verlag, 1996

Weller, P.: »The Power of Nutrient Dense Food: How to Use Food to Feel Great, Lose Weight and Prevent Disease«. El Cajon, CA: Deerpath Publishing Company, 2005

West, Dr. C. S.: »Golden Seven Plus One«. In: Wolfe, D.: »Die Sonnen-Diät«. Goldmann: Random House, 2001

Wigmore, Dr. A.: »The Hippocrates Diet and Health Program«. New York: Avery, 1984

Wildman, D. E. et al.: »Implications of Natural Selection in Shaping 99,4% Nonsynonymous DNA Identity Between Humans and Chimpanzees: Enlarging Genus Homo«. Proceedings of the National Academy of Science, 2003

IMPRESSUM

Kriss Micus
Gesünder, Fitter, Roh! In einem Jahr erfolgreich zu veganer Rohkost.
ISBN 978-3-944296-56-2

Eden Books– Ein Verlag der Edel Germany GmbH

www.edenbooks.de | www.facebook.com/EdenBooksBerlin |
www.edel.com
1. Auflage 2014

Einige der Personen im Text sind aus Gründen des
Persönlichkeitsschutzes anonymisiert.

Text: Kriss Micus mit Andrea Micus
Projektkoordination: Nina Schumacher
Umschlagfoto: © Katja Hentschel | ww.katjahentschel.com
Umschlaggestaltung: Rosanna Motz
Lektorat: bookwise GmbH, München
Fachlektorat: Maja Mayer
Korrektorat: Nina Rehbach
Layout: bookwise GmbH, München
Satz: Volker Eidems für bookwise GmbH, München
Bildnachweis: S. 4-5, 6, 11, 18, 27, 31, 51, 56-57, 79, 84-85, 110, 117, 137, 150, 160, 169 © Katja Hentschel | www.katjahentschel.com
Grafiken: S. 92, 93, 102 © bookwise GmbH, München
Druck und Bindung: optimal media GmbH, Glienholzweg 7, 17207 Röbel/Müritz

Printed in Germany

Dieses Buch unterstützt das Wiederaufforstungsprojekt *Soddo Community Managed Reforestation* in Äthiopien, welches nach CarbonFix Standard, dem Gold Standards für *Transition Projects* und CCB Standards validiert ist.

Dieses Buch ist auch als E-Book erhältlich.